FRANK WITTIG

HIGHTECH SCHAMANEN

FRANK WITTIG

HIGHTECH SCHAMANEN

Wie Ärzte uns mit wirkungslosen Operationen abkassieren

riva

Bibliografische Information der Deutschen Nationalbibliothek
Die Deutsche Nationalbibliothek verzeichnet diese Publikation in der Deutschen Nationalbibliografie. Detaillierte bibliografische Daten sind im Internet über http://dnb.d-nb.de abrufbar.

Für Fragen und Anregungen
info@rivaverlag.de

Wichtige Hinweise
Dieses Buch ist für Lernzwecke gedacht. Es stellt keinen Ersatz für eine individuelle medizinische Beratung dar und sollte auch nicht als solcher benutzt werden. Wenn Sie medizinischen Rat einholen wollen, konsultieren Sie bitte einen qualifizierten Arzt. Der Verlag und der Autor haften für keine nachteiligen Auswirkungen, die in einem direkten oder indirekten Zusammenhang mit den Informationen stehen, die in diesem Buch enthalten sind.

Ausschließlich zum Zweck der besseren Lesbarkeit wurde auf eine genderspezifische Schreibweise sowie eine Mehrfachbezeichnung verzichtet. Alle personenbezogenen Bezeichnungen sind somit geschlechtsneutral zu verstehen.

Originalausgabe
1. Auflage 2021

Türkenstraße 89
80799 München
Tel.: 089 651285-0
Fax: 089 652096

Redaktion: Caroline Kazianka
Umschlaggestaltung: Manuela Amode, München
Umschlagabbildung: shutterstock/Gorodenkoff
Satz: Carsten Klein, Torgau
Druck: GGP Media GmbH, Pößneck
Printed in Germany

ISBN Print 978-3-7423-1607-3
ISBN E-Book (PDF) 978-3-7453-1293-5
ISBN E-Book (EPUB, Mobi) 978-3-7453-1294-2

Wir produzieren nachhaltig
www.m-vg.de

Weitere Informationen zum Verlag finden Sie unter
www.rivaverlag.de
Beachten Sie auch unsere weiteren Verlage unter www.m-vg.de

Aus dem »Eid des Hippokrates«

»Ich schwöre und rufe Apollon, den Arzt, und Asklepios und Hygeia und Panakeia und alle Götter und Göttinnen zu Zeugen an, dass ich diesen Eid und diesen Vertrag nach meiner Fähigkeit und nach meiner Einsicht erfüllen werde. [...]

Ich werde ärztliche Verordnungen treffen zum Nutzen der Kranken nach meiner Fähigkeit und meinem Urteil, hüten aber werde ich mich davor, sie zum Schaden und in unrechter Weise anzuwenden. [...]

In alle Häuser, in die ich komme, werde ich zum Nutzen der Kranken hineingehen, frei von jedem bewussten Unrecht und jeder Übeltat [...]

Wenn ich diesen Eid erfülle und nicht breche, so sei mir beschieden, in meinem Leben und in meiner Kunst voranzukommen, indem ich Ansehen bei allen Menschen für alle Zeit gewinne; wenn ich ihn aber übertrete und breche, so geschehe mir das Gegenteil.«

Gewidmet allen Studentinnen und Studenten der Medizin

Inhalt

Vorwort: Was sind Hightech-Schamanen?

Ein wenig unverschämt klingt das Etikett schon, wenn damit tatsächlich »Schulmediziner« gemeint sein sollten: »Hightech-Schamanen«. Hat sich die Medizin in der westlichen Welt nicht in den vergangenen 500 Jahren zu einer durch und durch wissenschaftlich begründeten Disziplin entwickelt? Schließlich hielten seit der Renaissance Beobachtung, Experiment und Rationalität Einzug in die Heilkunst. Magisch-animistische Auffassungen, wie sie den Schamanismus kennzeichnen, wird man in unserer Medizin nicht mehr finden, oder?

Wir haben Behandlungskonzepte, die auf einem Verständnis der tatsächlichen Verhältnisse in einem gesunden und einem kranken Körper beruhen, und lassen uns nicht von irgendwelchem spirituellen Brimborium hinters Licht führen. Unsere Ärztinnen und Ärzte (ich werde im Verlauf des Buches die Sprache nicht ständig gendern) verfügen unter anderem über chirurgische und pharmazeutische Strategien, die logisch auf die diagnostizierten Probleme ihrer Patienten reagieren. Stimmt doch, oder? Hightech-Medizin mit Schamanismus in Verbindung zu bringen, erscheint daher ähnlich, als wollte man Hexerei und Elektrotechnik in einen Topf werfen.

Hightech in unserer Medizin ist ein hochkomplexer, enorm leitungsfähiger Apparate-Park, der diagnostische und therapeutische Möglichkeiten eröffnet, von denen Menschen früherer Jahrhunderte nicht einmal zu träumen gewagt hätten. Mit einem Kernspintomografen wird der menschliche Körper für uns zum offenen Buch. Und die Herz-Lungen-Maschine übernimmt einen Großteil der Vitalfunktionen des Körpers, während Chirurgen am offenen, stillgelegten Herzen Umgehungsstraßen für verstopfte Koronargefäße anlegen. Das ist beeindruckend. Sie meinen doch sicher auch: Nichts könnte weiter vom Schamanismus entfernt sein als unsere moderne Medizin.

In diesem Buch möchte ich zeigen, dass die gerade skizzierte Vorstellung in weiten Bereichen eine Fehleinschätzung ist. Schon seit mehr als 2500 Jahren sind Mediziner der Meinung, sie wüssten, »wie es geht«. Sie hätten den Körper und seine Schwachstellen verstanden. Sie hätten das ausgereifte Know-how, um den medizinischen Problemen adäquat zu begegnen. Und immer wieder haben sie sich geirrt. Die Geschichte dieser Irrtümer möchte ich in einem Kapitel beleuchten. Diese Geschichte – so denke ich – sollte uns Demut lehren. Sie sollte uns bewusst machen, dass *State of the Art* nicht das Ende der Fahnenstange bedeutet. Dass wir sicher nicht schon am Ende der medizinischen Weisheit angekommen sind.

Tatsächlich trägt auch unsere hoch entwickelte Apparatemedizin schamanische Züge. Vieles, was unsere Ärzte und Ärztinnen tun, teilweise auch die Erfolge, die sie feiern, lassen sich nach meiner Überzeugung besonders gut verstehen, wenn man den Schamanismus als Referenzmodell heranzieht. Schließlich war Schamanismus neben Kräutermedizin über Jahrzehntausende der Goldstandard der Medizin auf der ganzen Erde. In praktisch allen indigenen Kulturen ist er es noch heute. Viele Medizin-Historiker und Anthropologen sind der Meinung, dass der Schamanismus Bestandteil unseres evolutionären Erfolgs in der Vorgeschichte ist. Ja dass die Spezies Mensch vielleicht gar nicht überlebt hätte, wenn sie nicht durch an sich sinnlose Heilrituale gesundheitliche Probleme hätte kurieren können. Sie sind der Überzeugung, dass diese Urmedizin buchstäblich in unseren Genen verankert ist.

Ich möchte gemeinsam mit Ihnen in diesem Buch den Schamanismus genauer betrachten. Es ist erstaunlich und instruktiv zu sehen, wie eine Gemeinschaft plausible Erklärungsmodelle für Krankheit teilt und darauf aufbauende ebenso plausible Behandlungskonzepte verfolgt. Und wie diese Behandlungskonzepte positive Ergebnisse hervorbringen. Obwohl diese Behandlungskonzepte – zumal aus dem Betrachtungswinkel unserer Kultur – völlig irrational und abstrus erscheinen. Schamanen lösen medizinische Probleme auf der spirituellen Ebene. Sie arbeiten nicht mit einem biomedizinischen Krankheitsmodell wie wir. Sie haben eine magisch-animistische Perspektive. Ich glaube dennoch, die Beschäftigung mit dem Schamanismus kann dazu beitragen, dass wir unsere Medizinkultur besser verstehen. Vielleicht auch, dass wir sie mit etwas weniger Ehrfurcht betrachten, dass wir irrationale Strukturen in ihr klarer erkennen können und realisieren: Auch unsere »Götter in Weiß« sind mit ihren biochemischen und mechanistischen Betrachtungsweisen nicht die Sachwalter der absoluten, der wahren Medizin.

Und natürlich möchte ich eine ganze Reihe von – wie ich glaube – sehr unterhaltsamen Beispielen für Hightech-Schamanismus vorstellen. Ein erstes Beispiel – womöglich der »Klassiker« dieser Medizinform – möchte ich hier schon kurz andeuten. Vor allem auch, weil er mich zu dem Titel für dieses Buch geführt hat. Vielleicht haben Sie bereits von Bruce Moseleys epochaler Studie zur endoskopischen Knorpelglättung im Kniegelenk gehört, einer Behandlung von Patienten mit Knieschmerzen. Das Konzept ist plausibel und wird seit einigen Jahrzehnten in der westlichen Welt bei orthopädischen Eingriffen angewandt: Rauer Knorpel im Kniegelenk behindert die Beweglichkeit und führt zu Knieschmerzen, so die Diagnose. Die rationale Antwort auf das Problem? Den Knorpel glätten. Was könnte angemessener sein? Der Eingriff wurde millionenfach durchgeführt. Aber sind die Erfolge, die mit dieser Behandlung erzielt wurden, die Reduktion der Knieschmerzen, wirklich auf den medizinischen Eingriff per se zurückzuführen oder kommen die Erfolge bei der Schmerzbehandlung vielleicht durch den Placebo-Effekt zustande? Gerade bei Schmerzen ist die Macht der Placebos groß in der Medizin!

Wenn man bei Medikamenten die tatsächliche Wirksamkeit der pharmazeutischen Substanz untersuchen möchte, ist das relativ leicht. In entsprechenden Studien gibt es einen Placebo-Arm. In diesem Studienarm bekommen die Patienten bei sonst identischen Begleitumständen eine wirkungslose Pille. Die Patienten wissen natürlich nicht, ob sie die echte Pille oder das Placebo erhalten. Wenn sich herausstellt, dass im Behandlungsarm und im Placebo-Arm die Ergebnisse gleich gut sind, heißt das, dass das Medikament eigentlich nicht wirkt, sondern eher der Glaube an seine Wirksamkeit. Aber wie macht man bei der Knorpelglättung einen Placebo-Test? Man kann ja nicht Placebo-operieren, werden Sie zunächst vermuten. Doch man kann! Und genau das hat Bruce Moseley in seiner Studie getan.

Im Placebo-Arm seiner Studie wurde für die nur mit einem Beruhigungsmittel sedierten und mit einer Lokalanästhesie am Knie vor den Schmerzen geschützten Patienten das gleiche medizinische Brimborium aufgeführt wie in der Gruppe der wirklich Operierten. Hinter einem Vorhang wurde am Knie geruckelt, es wurde mit Wasser geplätschert, um die Spülung des Gelenks zu simulieren. Über dem vorgetäuschten Operationsgeschehen war ein Videomonitor installiert, der endoskopische Bilder aus einer echten Operation lieferte. Um die Täuschung perfekt zu machen, gab es in der Placebo-Gruppe auch noch zwei kleine Hautschnitte am Knie, damit die Patienten nach der OP die Eingangspforten für die Endoskope begutachten konnten. Und was war das Ergebnis der Studie? Eine bittere Pille für die Knorpelglätter! Auch nach zwei Jahren gab es keinen Unterschied zwischen den nach allen Regeln der Kunst Operierten und den nur zum Schein Behandelten. Nicht beim Schmerzmittelverbrauch, nicht bei der Beweglichkeit des Gelenks und nicht bei der subjektiven Einschätzung der Patienten.[1] Fast alle Patienten zeigten sich mit dem Ergebnis des Eingriffs hochzufrieden.

Den Placebo-Arm in einer solchen Studie, in der es um chirurgische Verfahren geht, nennt man allerdings nicht Placebo-Arm. Es heißt im Englischen, man operiert gegen *Sham*. Und Sham steht für Schamanismus. Aber wenn der Chirurg mit seinem echten Eingriff medizinisch nicht erfolgreicher ist, als wenn er nur schamanisches Brimborium aufführt, ist er dann bei der echten Operation nicht eigentlich ein Hightech-Schamane? Ein entsprechend fokussierter Blick auf die Studienlage zeigt: Die moderne Medizin bietet uns einen überraschend großen, bunten, teuren Strauß an Hightech-Schamanismus an. Und wir – die Eingeborenen unserer technischen Zivilisation – nehmen dieses Angebot gläubig an und sind bereit, dafür erhebliche Mittel aus unserem Gesundheitsetat zu opfern.

Das führt zu einem weiteren Thema, das in Zeiten knapper Mittel im Gesundheitssystem (also immer) besprochen werden muss. Wenn die Studienlage den Sinn so vieler medizinischer Prozeduren infrage stellt oder sogar widerlegt, warum sind die Verantwortlichen dann so häufig oder/und so lange nicht bereit, diese Verfahren ad acta zu legen? Kann es sein, dass der teils außerordentlich kostspielige Hightech-Schamanismus für uns nur aufgeführt wird, weil Teile der medizinischen Priesterkaste sich daran bereichern beziehungsweise die notorisch knappen Kassen der Kliniken füllen wollen? Das ist ein wichtiger Aspekt des Themas Hightech-Schamanismus.

Ich möchte in diesem Buch aber nicht nur die dunkle Seite des Phänomens beleuchten. Denn in vielen Fällen – wie auch bei Moseley – berichten die Patienten, die mit – bei genauerem Hinsehen – schamanischen Eingriffen behandelt wurden, dass sich ihre Beschwerden deutlich gebessert haben. Häufig wird von Heilung gesprochen. Das enorme Potenzial dieser Placebo-Medizin ist nicht zu übersehen. Moderner Schamanismus ist für unsere Medizin eine Möglichkeit, sich intelligent weiterzuentwickeln. Sie trägt der Tatsache Rechnung, dass der Körper ganz offensichtlich keine vom Geist unabhängige Maschine ist, die nur von Mechaniker-Ärzten repariert werden kann. Geist und Körper sind auf vielfältige Weise miteinander verbunden, was in vielen medizinischen Zusammenhängen die Möglichkeit eröffnet, über das Geistige den Körper zu behandeln und zu heilen. Das zu ignorieren bedeutet, faszinierende Chancen zu verschenken.

Am Ende dieses Buches möchte ich versuchen zu skizzieren, wie ein offener, reflektierter Hightech-Schamanismus aussehen könnte. Das ist spekulativ und eine Provokation für unsere mechanistische und naturwissenschaftlich geprägte Weltsicht. Andererseits ist die »pharmazeutische Schwester« des Hightech-Schamanismus, die wissenschaftlich validierte Placebo-Medizin, heute im Begriff, in die klinische Praxis vorzudringen. Denn die medizinische Suggestibilität des Menschen ist eine Gabe und ein Geschenk und ermöglicht kostengünstige und nebenwirkungsarme Behandlungen. Insbesondere auch für Krankheiten, denen die etablierte Medizin bisher ratlos gegenübersteht.

1. Kapitel: Kardio-Schamanismus

Das Herz – altgriechisch *kardía* – ist wirklich ein erstaunliches Organ. Solange wir leben, ruht es nie. 60 bis 100 Mal schlägt es pro Minute bei normalen Menschen und normaler Belastung. Das macht etwa drei Milliarden Herzschläge im Lauf eines Menschenlebens. Das Herz ist ein echter »Steher«. Ich darf als Medizin-Journalist immer wieder bei chirurgischen Eingriffen mit dabei sein. Ein Privileg. Denn es ist ein absolutes Faszinosum zu sehen, wie Chirurgen den Körper öffnen, in ihn eindringen und dann Reparaturmaßnahmen durchführen, die oft lebensrettend sind.

Einmal war es ein Eingriff bei einem Sechzigjährigen. Er hatte von einem Herzinfarkt eine ausgeprägte Narbe zurückbehalten. Etwa ein Drittel einer der beiden großen Herzkammern funktionierte nicht mehr. Dieser Teil des Herzmuskels war praktisch tot und behinderte das intakt gebliebene Muskelgewebe dabei, seiner Aufgabe nachzukommen: Pumpen. Der Herzchirurg hatte den Brustkorb geöffnet. Wie bei einem solchen Eingriff üblich, hatte er das Brustbein längs aufgesägt, mit Spreizern auseinandergezogen, hatte den Herzbeutel, der das Herz wie eine Schutzhülle umgibt, aufgeschnitten und das Herz freigelegt. Völlig unbeeindruckt lag da der etwa 300 Gramm schwere Muskel in der Mitte des Brustkorbs und tat weiter seine durch den Infarkt eingeschränkte Arbeit.

Der Chirurg legte links und rechts am Herzmuskel Manschetten aus Kunststoff an. Seine Strategie: das funktionslose Infarktgewebe vom übrigen Herzen abzuklemmen, um die Pumpleistung des gesunden Herzteils zu optimieren. Dabei stach er ein halbes Dutzend Mal mit seiner chirurgischen Nähnadel durch die Manschetten und durch das dazwischen befindliche, vernarbte Herzgewebe, zog die Manschetten zusammen gegen den Herzmuskel und verknotete die Naht. Er verbesserte so tatsächlich die verbliebene Pumpleistung des Herzens. Und das Herz pumpte während der ganzen Prozedur fleißig weiter. Ich dachte damals, wenn ich dieses Herz wäre, hätte ich wahrscheinlich gesagt: »Okay Leute, das ist mir jetzt echt zu viel. Ich trete ab. Macht euren Kram alleine.«

Das war sicher kein Hightech-Schamanismus. Ich gehe davon aus, dass der Patient massiv von dem Eingriff profitiert hat. Auch wenn ich seinen weiteren Werdegang nicht verfolgt habe. Ich möchte in diesem Buch mit dem Titel *Hightech-Schamanen* nicht den Eindruck erwecken, als hielte ich Chirurgen generell für Scharlatane. Was Chirurgen heute – vor allem bei Unfallopfern – zu leisten imstande sind, verdient unseren Respekt. Aber gerade für medizinische Probleme am Herzen hat es in den letzten Jahrzehnten chirurgische Prozeduren gegeben – und es gibt sie teilweise noch heute –, die tatsächlich das Prädikat Hightech-Schamanismus verdienen. Weil sie zwar plausibel, also vom Erklärungsmodell her überzeugend, daherkommen, aber sich bei näherer Betrachtung als Nonsens-Chirurgie erweisen. Eines der schönsten Beispiele dafür ist die transmyokardiale Laserrevaskularisation.

1.1 Der Laser soll Blutgefäße in den Muskel brennen

Das medizinische Wortungetüm transmyokardiale Laserrevaskularisation – TMLR, so die Abkürzung in Deutschland – bedeutet, dass mit diesem Verfahren der Herzmuskel (Myokard) mit einem Laser durch(trans)bohrt wird, um das unterversorgte Muskelgewebe mit neuen Gefäßen zu versehen (Revaskularisation). Ein wahrhaft beeindruckender Hightech-Therapieansatz. Den Patienten, die damit noch heute vereinzelt behandelt werden, geht es nicht gut. Teile ihres Herzmuskels sind schlecht durchblutet, was die Leistungsfähigkeit der »Pumpe« stark beeinträchtigt. Worunter die Patienten aber in der Regel noch mehr leiden, ist die schmerzhafte Angina Pectoris, ein quälendes Engegefühl in der Brust. Üblicherweise begegnet man diesem Problem mit einer Bypass-Operation oder mit einem Stent. Das ist ein Drahtröhrchen, das per Katheter durch eine große Schlagader quer durch den Köper in verengte Herzkranzgefäße geschoben wird, um diese Blutgefäße, die den Herzmuskel versorgen, aufzudehnen und offen zu halten. Doch es gibt Patienten, die aus verschiedenen Gründen für diese Verfahren nicht (mehr) infrage kommen. Und dann kann die relativ wenig belastende TMLR in Anschlag gebracht werden.

Anfang der 1980er-Jahre experimentierte Dr. Mahmood Mirhoseini aus Milwaukee mit dieser Technik. 20 Jahre zuvor hatte man versucht, mit Akupunkturnadeln im Herzen eine Revaskularisation zu erreichen. Aber um wie vieles eleganter war doch der Einsatz der Lasertechnologie. Seit 1994 wird die TMLR in Europa praktiziert. Ihr Hauptverbreitungsgebiet waren jedoch die USA. Nach einer Schätzung waren schon im Jahr 2000 über 6000 Patienten in der westlichen Medizin mit diesem Verfahren behandelt worden. Bei der TMLR werden mit 800 Watt starken Laserimpulsen bei einer Impulsdauer von 50 Millisekunden typischerweise 30 bis 50 Kanäle in den Herzmuskel gebrannt. Sie schaffen eine direkte Verbindung in die linke Herzkammer, in der sich das sauerstoffreiche Blut befindet. Eine Computersteuerung sorgt dafür, dass der Laserschuss immer dann abgefeuert wird, wenn die Herzkammer sich gerade gefüllt hat und für einen kurzen Moment relativ ruhig steht. Durch die Kanäle soll der Herzmuskel besser mit Sauerstoff versorgt werden. Für eine weite medizinische Öffentlichkeit offenbar eine beeindruckende technisch-biologische Konzeption.

Vielleicht sagen Sie aber auch: »Ist doch vollkommener Irrsinn. Wie kann man auf Besserung der Angina und auf eine Steigerung der Herzperformance hoffen, indem man ohnehin schon geschwächtes Gewebe mit Nadeln oder mit einem Laser durchlöchert?« Wir hätten dann dieselbe Ansicht. Aber diverse klinische Studien brachten in einem wichtigen Punkt übereinstimmend gute Resultate: Die Angina verbesserte sich teils erheblich und teils auch für viele Jahre. Die Patienten fühlten sich besser. Die subjektive Einschätzung ihrer Lebensqualität stieg. Und was sonst könnte der Maßstab für einen Erfolg der Methode sein? Um die Jahrtausendwende stand das Verfahren in seiner Blüte. Allerdings wurde schon im Jahr 1999 im *Lancet* (»das Skalpell«) – einer der führenden Fachzeitschriften in der Medizin – eine Studie veröffentlicht, die am Ende von der Anwendung des beeindruckenden Hightech-Verfahrens abriet. Zum einen sei in puncto Durchblutung des Herzmuskels und auch bei seiner Leistungsfähigkeit kein Vorteil gegenüber einer konventionellen medikamentösen Behandlung nachweisbar, zum anderen sei die perioperative Mortalitätsrate – also das Versterben während und in der ersten Zeit nach der Operation – mit 5 Prozent doch recht hoch.[2]

Auch in einer deutschen Studie aus dem Jahr 1997 heißt es, es konnte »jedoch kein Nachweis einer verbesserten kardialen Perfusion (also einer verbesserten Durchblutung des Herzens), Funktion oder Prognose geführt werden.« Umso erstaunlicher ist es in meinen Augen, dass die Autoren direkt im Anschluss an dieses doch eher vernichtende Zeugnis für die TMLR erklären: »Die TMLR stellt somit zwar eine Erweiterung der therapeutischen Möglichkeiten dar, sie sollte allerdings nur nach strengster Indikationsstellung und unter vorheriger voller Ausschöpfung anderer Therapieverfahren angewandt werden.«[3]

Rätselhafte Schmerzlinderung

Es wurde in den Zusammenfassungen der Studien viel darüber gegrübelt, wie denn ein Verfahren, das sein organisches Ziel, die Revaskularisation des Herzens, nicht erreicht, so gute Ergebnisse bei der Schmerztherapie erbringen kann. Es wurde spekuliert, ob der Effekt etwa durch die Verödung der Nerven im Herzmuskel hervorgerufen wurde oder von einer Entspannung des Muskelgewebes durch die Perforation. Nichts ließ sich anatomisch wasserdicht verifizieren. Außerdem zeigten viele anatomische Studien, dass die gelaserten Kanäle sich schon nach wenigen Wochen wieder geschlossen hatten. Zunächst zugesetzt mit Blutgerinnseln, dann vernarbt.

Vor diesem Hintergrund verstehe ich nicht, warum in der Diskussion bisher so selten das Wort Placebo-Effekt aufgetaucht ist.[4] Angina-Pectoris ist zunächst »nur« ein Gefühl der Enge, dem Schmerzgefühl verwandt. Und gerade bei Schmerzen gab es schon in der Anfangszeit der TMLR seit Jahrzehnten Forschungsergebnisse, die eine starke Wirksamkeit an sich unwirksamer Schmerzmittel in verschiedenen Therapien belegte. Wir werden natürlich in einem eigenen Kapitel auf die faszinierende Kraft der Placebos eingehen. Denn dieses Phänomen einfach mit der Bemerkung »Der Effekt beruht lediglich auf Einbildung« abzuhaken, wird weder dem medizinischen noch dem anthropologischen Erkenntnispotenzial des Placebos gerecht.

Bei der TMLR handelt es sich um eine Placebo-Intervention.[5] Man kann nur mutmaßen, woran es liegt, dass sich diese Erkenntnis in der Medizin bisher nicht flächendeckend durchgesetzt hat. Ist es die Tatsache, dass eine Operation in unserem ökonomisch ausgerichteten Medizinbetrieb deutlich lukrativer ist als eine medikamentöse Schmerztherapie? Oder muss man davon ausgehen, dass sich die Hightech-Schamanen ihr faszinierendes Spielzeug einfach nicht aus den Händen nehmen lassen wollen? Sicher spielt auch mit hinein, dass Mediziner nur äußerst ungern zugeben, dass sie sich geirrt haben. Medizin, und hier besonders die Chirurgie oder interventionelle Eingriffe per Katheter, ist eben keine reine Wissenschaft. Sie ist in weiten Bereichen Erfahrungsheilkunde, die auf Traditionen und der Einschätzung von Eminenzen beruht. In dieser Beziehung unterscheidet sie sich übrigens in Nichts vom Schamanismus.

1.2 Hydraulik und Herzdurchblutung

Lassen Sie uns einen weiteren Fall von Koronar-Schamanismus betrachten, bevor wir uns dem rätselhaften Placebo-Effekt widmen. Ein Verfahren, das man Anfang der 1960er-Jahre ad acta gelegt hat, nachdem es sich in der ersten Placebo-kontrollierten Chirurgie-Studie der Medizingeschichte als an sich wirkungslos herausgestellt hatte. Wieder geht es bei dem Verfahren um das, was deutsche Mediziner als Herzinsuffizienz bezeichnen. Also um eine Unterversorgung des Herzmuskels mit Sauerstoff. Diese wird im Wesentlichen verursacht durch verengte Herzkranzgefäße. Diesmal ist der Erklärungsansatz – die Theorie, die hinter dem Eingriff steht – etwas anspruchsvoller als bei der Laserrevaskularisation. Denn in diesem Fall werden Vorstellungen aus der Hydraulik herangezogen, um den Eingriff plausibel zu machen. Die Wissenschaft, die sich vornehmlich mit der Berechnung und technischen Instrumentalisierung von Drücken in Leitungssystemen und Kolbenkammern beschäftigt, scheint für eine Anwendung im Leitungssystem im und um das Herz herum ja auch prädestiniert, oder nicht?

Man könnte sagen, dass es sich beim Abbinden der *Arteria mammaria interna* (»innere Brustkorbarterie«), einer wichtigen Schlagader im Brustraum, um einen Vorläufer der Bypass-Operation handelt. Jener heute zwischen 40 000 und 50 000 Mal pro Jahr in Deutschland durchgeführten Operation, bei der verengte oder verschlossene Herzkranzgefäße mit einer Ersatzader aus Kunststoff oder mit einem Stück Vene aus dem Körper des Patienten überbrückt werden. Die *Arteria mammaria interna* ist ein Seitenzweig der *Arteria subclavia*, die für die Versorgung von Kopf und Armen verantwortlich ist. Die Brustkorbarterie verläuft im Inneren des Brustkorbs nahe am Herzen vorbei. Von ihr führen mehrere Abzweigungen in den Brustkorb und leiten Blut unter anderem in die Brust und in das Zwerchfell. Ende der 1930er-Jahre wurde in Italien von dem Chirurgen Davide Fieschi ein Verfahren etabliert, bei dem die innere Brustkorbarterie abgebunden wurde.

Das Ziel war – wie gesagt – hydraulischer Natur. Der Druck im Gefäßsystem um das Herz sollte vergrößert werden, um den Herzmuskel besser zu durchbluten. Fieschi glaubte sogar, dass es direkte Querverbindungen zwischen der Brustkorbarterie und den Herzkrangefäßen gebe, die durch den Druckanstieg mehr Blut transportieren würden. Sogenannte kollaterale Gefäße. Auch wenn das nicht die einstimmige Überzeugung der Chirurgen seiner Zeit war, war der hydraulische Ansatz gut genug, um die chirurgische Welt etwa 20 Jahre lang zu überzeugen. Es war der Standardeingriff bei koronarer Herzkrankheit in dieser Zeit. Aber nicht nur wegen der klaren, scheinbar wissenschaftlichen Argumentation. Der Eingriff hatte auch Erfolg. Den Patienten ging es besser und viele zeigten nach der Operation einen Anstieg ihrer Leistungsfähigkeit. Was sonst konnte der Grund für diesen Erfolg sein, wenn nicht die Tatsache, dass das hydraulische Konzept sich mit der anatomischen Realität deckte?

Operation und Schein-Operation

Leonard Cobb, ein amerikanischer Herzchirurg, misstraute dem Verfahren. Er hatte bei seinen Eingriffen noch nie kollaterale Gefäße entdecken können. Also entschloss er sich, die erste Placebo-kontrollierte

Chirurgie-Studie überhaupt durchzuführen. Damals noch ohne Einwilligung der Patienten oder gar einer Ethikkommission. Die medizinethischen Standards dieser Zeit erscheinen aus heutiger Sicht extrem unterentwickelt. Diese »kühne Forschertat« war damals aber problemlos durchführbar. Chirurgen, die mit ihren Eingriffen mitunter über Leben und Tod entschieden, waren eben die »Götter in Weiß«. Cobb wählte 17 Patienten mit verengten Herzkranzgefäßen aus. Bei 9 führte er die Ligatur der Brustkorbarterie nach allen Regeln der Kunst durch, bei 8 Patienten machte er an der Brust lediglich einen Hautschnitt und vernähte ihn wieder, damit die Patienten nach dem Erwachen aus der Narkose den Eindruck haben mussten, ebenfalls operiert worden zu sein.[6]

Das Ergebnis ahnen Sie vermutlich schon. Alle Patienten zeigten die von dieser Methode bekannten positiven Effekte. Die Engegefühle waren deutlich gemildert und das Herz der Patienten offenbarte bei Leistungstests bessere Werte. Tatsächlich waren die Ergebnisse bei den Nichtoperierten etwas besser. Was rückblickend nicht wirklich erstaunt. Schließlich ist das Abbinden der Brustkorbarterie kein unerheblicher Eingriff in das Blut-Management im Brustraum der Patienten.

In diesem Fall handelt es sich also ganz offenbar wieder um Hightech-Schamanismus. Wir haben einen Eingriff, der in unserer technikorientierten Kultur mit einem überzeugenden Konzept daherkommt. Und wir haben ein beeindruckendes Ritual. Die Vorstellung, dass der Chirurg den Brustkorb aufschneidet und da drinnen den Blutfluss manipuliert, erzeugt gewiss so etwas wie Ehrfurcht. Dieses Szenario reicht offenbar aus, um das in Gang zu setzen, was der Eingriff vorgibt, medizinisch zu bewirken. Obwohl er für das Ergebnis medizinisch gar nicht verantwortlich ist. Sondern nur psychologisch. Das zeigt die Tatsache, dass der vorgetäuschte Eingriff genauso gute Ergebnisse erzielt wie der echte. Es wirkt das Brimborium. Es wirkt die Überzeugung, dass das wirkt. Reinster Schamanismus.

Wir werden in diesem Buch noch über zahlreiche Beispiele für wissenschaftlich eindeutig identifizierten Hightech-Schamanismus sprechen. Ich hoffe, Sie haben zunächst Lust auf einen Ausflug in die Placebo-Forschung. Vielleicht wissen Sie auch schon einiges über die rätselhafte Placebo-Wirkung. Sie gehört zu den Lieblingen des Wissenschaftsjournalismus und wird häufig in Artikeln und Fernsehbeiträgen behandelt. Ich vermute unter anderem deshalb, weil hier die erstaunliche Verbindung von Körper und Geist auf besonders eindrucksvolle Weise erkennbar wird. Faszinierend ist das Thema sicher auch, weil es selbst nach über 70 Jahren Forschung noch immer nicht restlos verstanden wird.

2. Kapitel: Die unterschätzte Macht des Placebos

Der Anthropologe und Ethnopharmakologe Daniel Moerman hat 2002 ein Buch über den Placebo-Effekt veröffentlicht, das damals erhebliche Resonanz in den Medien hervorgerufen hat und seitdem als ein Klassiker auf diesem Themengebiet gilt. Sein Titel lautet: *Meaning, Medicine and the »Placebo Effect«.*[7] Also: Bedeutung, Medizin und der »Placebo-Effekt«. Moerman ist Professor an der Universität von Michigan-Daerborn. Der mehrfach mit Preisen ausgezeichnete Wissenschaftler setzt den Begriff Placebo-Effekt im Titel seines Buches in Anführungszeichen. Ein Hinweis darauf, dass er mit der bisherigen Einschätzung dieses Phänomens – man würde heute sagen mit dem Framing – nicht einverstanden ist. Er ist überzeugt, der Placebo-Effekt wird angesichts seiner Komplexität, seines Facettenreichtums und seines medizinischen Potenzials in der gängigen Diskussion deutlich unterschätzt. Um es auf eine kurze Formel zu bringen, bezeichnet Moerman den Placebo-Effekt als eine Antwort der Patienten auf die Bedeutung medizinischer Zuwendung.

Ein absolut außergewöhnlicher methodischer Zugang! Einem immateriellen Akteur wie Zuwendung eine so gravierende medizinische Wirkung zuzuerkennen. Während wir doch in unserer westlichen Kultur darauf geprägt sind, für alles Medizinische in der Regel nur handfeste

Erklärungsmodelle, die auf biochemischen, biologischen oder mechanischen Vorstellungen fußen, zu akzeptieren. Wir sagen: »Das ist naturwissenschaftlich untermauert.«

Moerman wählt einen anderen Zugang zum Phänomen: Was passiert beim Placebo-Effekt eigentlich mit uns? Welche Rolle spielt unser Bewusstsein, unser Gehirn beim Empfangen von Heilsignalen? Wenn dieser psychosomatische (seelisch-körperliche) Weg so empfänglich und effektiv angesprochen werden kann, stellt sich die Frage: Wie setzt unser Gehirn diese Signale medizinisch wirksam im Körper um? Denn viele Studien zeigen: Es ist nicht nur die Selbstwahrnehmung der Patienten, die sich ändert. Änderungen im Körper nach der Anwendung von Placebos sind auch in Form von medizinisch messbaren Parametern nachweisbar. Wie bewerkstelligt der »Geist« diese Veränderungen im Körper? Selbst wenn wir diese Frage nicht werden abschließend beantworten können: Es ist ein Muster, das auf indigenen Schamanismus sicherlich ebenso zutrifft wie auf Hightech-Schamanismus westlicher Prägung. Schauen wir uns an, was die Placebo-Forschung bisher dazu herausgefunden hat.

2.1 Ach, Herr, errette mich!

Überspringen Sie dieses Kapitel ruhig, wenn Sie sich für die Kulturgeschichte des Begriffs nicht interessieren. Der Begriff Placebo stand jahrhundertelang vor allem in einem religiösen Kontext. Im Psalm 116 Vers 9 im Alten Testament heißt es: »Placebo domino in regione vivorum.« »Ich werde dem Herrn gefallen im Lande der Lebendigen.« Heute mag es etwas abwegig erscheinen, einer Zeile aus einem biblischen Psalm den Rang eines geflügelten Wortes oder einer Alltagsweisheit zuzuerkennen. Aber in einer Zeit, als es noch keine sozialen Medien gab, kein Fernsehen, kein Radio, keine Zeitungen und (fast) keine allgemein verfügbaren Bücher, hatten biblische Texte, die die Basis der Predigten in den Kirchen bildeten, im öffentlichen Diskurs einen herausgehobenen Stellenwert. Der Psalm 116 ist ein Dankeslied für die Rettung aus Todesgefahr.[8] Für die Einordnung der Bedeutung des Psalms 116 hilft es, sich zu vergegenwärtigen, dass diese Todesgefahr in der Menschheitsgeschichte die meiste Zeit so etwas wie ein alltäglicher Begleiter war. Tod im Kindsbett, Tod durch Blutvergiftung, Tod durch Hunger, Tod durch die Pest. Wenige Zeilen über der Placebo-Passage heißt es in diesem Dankeslied:

> *»Stricke des Todes hatten mich umfangen,*
> *Des Totenreichs Schrecken hatten mich getroffen,*
> *Ich kam in Jammer und Not.*
> *Aber ich rief den Namen des Herrn,*
> *Ach, Herr, errette mich!«*

Im Psalm 116 wurde der Rufer erhört. In modernen Bibelübersetzungen wird für das lateinische *placebo* nicht »Ich werde gefallen«, sondern »Ich werde wandeln vor dem Herrn« verwendet. Das ist wohl näher am hebräischen Ursprungstext und trifft den Sinn der Placebo-Wirkung: die Hoffnung, die Zuversicht, dass wieder Normalität eintreten wird. Alles wird gut! Der Placebo-Psalm spendet Trost. Ein wesentlicher psychischer Aspekt des medizinischen Placebos ist in dieser Tradition schon angelegt.

Von der Hoffnung zur Schmeichelei

Ab dem 14. Jahrhundert bekam der Begriff Placebo allerdings einen negativen Beigeschmack. Das hat mit der Änderung der Totenrituale zu tun. Ab dieser Zeit wurde es üblich, dass bei Beerdigungen bezahlte Chöre Klagelieder sangen. Sie klagten also ohne echte innere Anteilnahme. Man sprach davon, dass hier ein Placebo gesungen werde, und verband damit eine Vorstellung von Falschheit oder Schmeichelei.

Im heutigen Sinne als Scheinmedikament ohne eigentliche medizinische Wirkung hat erstmals der britische Arzt, Naturwissenschaftler und Universitätsprofessor William Cullen (1710–1790) das Wort Placebo verwendet. Cullen wird von vielen Medizinhistorikern als der bedeutendste britische Arzt des 18. Jahrhunderts bezeichnet. Cullen, der auch das Wort Neurose für eine Klasse psychiatrischer Erkrankungen eingeführt hat, sprach in seinen Vorlesungen von Placebos, wenn er Mittel anwandte, die er eigentlich für unwirksam hielt. Mittel, die er aber seinen Patienten mit warmen Worten anpries und verabreichte, wenn er keine Idee hatte, wie er deren Symptome sinnvoll behandeln sollte.[9] Die Bezeichnung Placebo bot sich für diesen Betrug also mindestens in doppelter Hinsicht an. Im Kontext des alttestamentarischen Psalms wird hier ganz deutlich die Hoffnungsmedizin ersichtlich. Im Kontext des beargwöhnten Placebo-Singens wird das Moment der Täuschung thematisiert. Hoffnungsmedizin oder Täuschungsmedizin: eine Ambivalenz, die dem Placebo bis heute zu eigen ist.

2.2 Die gute medizinische Lüge

Hoffnungsmedizin – als bewusster Einsatz an sich wirkungsloser Mittel – stützt sich auf die bereits aus dem Altertum stammende Erkenntnis, dass das Versprechen des Arztes auf Heilung und die Suggestion eines wirksamen Heilmittels sich segensreich bei der Behandlung von Krankheiten auswirken können. Schon im Werk des Philosophen Platon (427–347 v. Chr.) findet sich eine Passage, die das reflektiert: »… ist wirklich die Lüge für die Götter unnütz, für die Menschen aber als Heilmittel nützlich, so ist es klar, dass man dergleichen den Ärzten anheimgeben muss.«[10] Tatsächlich war es unter anderem mit Bezug auf die von Platon legitimierte »medizinische Lüge« über Jahrhunderte völlig normal, dass Ärzte, die ihre Medikamente in der Regel selbst herstellten, Patienten mit Placebo-Medizin versorgten. Schließlich gab es für viele Krankheiten kein spezifisches Behandlungsmittel. Erst im 20. Jahrhundert, als durch die industrielle Herstellung rationaler Pharmazeutika auf der Basis naturwissenschaftlicher-medizinischer Kenntnisse für immer mehr gesundheitliche Probleme gezielte Behandlungen möglich wurden, verloren bewusst verschriebene Placebos in der Medizin an Bedeutung. Sie verschwanden aber nie ganz aus dem Behandlungsrepertoire der Ärzte.

Der amerikanische Militärarzt Henry K. Beecher gab der Placebo-Forschung nach dem Zweiten Weltkrieg den entscheidenden Anstoß. In seinem 1955 erschienenen Aufsatz »The powerful Placebo«[11] beschrieb er, wie im Zweiten Weltkrieg verwundeten Soldaten Kochsalzlösung statt Morphium gespritzt wurde, als die Bestände des echten Schmerzmittels aufgebraucht waren. Bei einem großen Teil der Verletzten stellte sich unmittelbar Linderung ein. Beecher trug mit seinem Engagement mit dazu bei, dass Placebo-kontrollierte Studien zur Voraussetzung für die Zulassung von Arzneimitteln wurden. Außerdem wurden in der Folge seines Aufsatzes eine Fülle von Studien durchgeführt, die vor allem die Wirksamkeit von Placebos in der Behandlung von Schmerzen unter die Lupe nahmen. Die Ergebnisse sind erstaunlich und geben uns wichtige Hinweise auf die Ursachen für die Wirksamkeit von Hightech-Schamanismus.

So ist die Art der Verabreichung entscheidend für die Wirkstärke von Placebos in der Schmerztherapie. Sehr kleine und sehr große Tabletten wirken stärker als durchschnittliche Größen. Zwei Pillen mit nichts sind besser als eine Pille mit nichts. Kapseln mit nichts helfen besser als entsprechende Tabletten. Noch stärker wirkt das an sich wirkungslose Medikament allerdings, wenn es mit einer Spritze verabreicht wird. Und hier wirkt es wiederum stärker, wenn statt einer Krankenschwester der Herr Doktor es persönlich injiziert. Und beim Herrn Doktor hilft es wiederum umso besser, je zugewandter er sich zeigt und je positiver er über das Medikament spricht. Es gibt auch Forschungen zum Arzt als Placebo. Wir sehen schon hier das Muster: Je aufwendiger das Ritual, je raffinierter die Aufmachung des Heilmittels und je bedeutender das Auftreten der Heiler, desto größer ist die Wirkung von nichts.

2.3 Kopfschmerzen und Marketing

Zur Wirksamkeit tragen aber auch die Informationen bei, die Patienten zum jeweils angewendeten Heilmittel bekommen. Das wird deutlich in einer faszinierenden Studie, die 1981 in England durchgeführt wurde.[12] Es ging um Kopfschmerzen. Immerhin 835 Frauen nahmen an der Studie teil. Sie waren ausgewählt worden, weil sie alle angegeben hatten, ihre Kopfschmerzen regelmäßig mit Aspirin zu behandeln. So waren die Ausgangsbedingungen für alle Teilnehmerinnen möglichst gleich. Man erklärte den Frauen, die Studie sei von einem bekannten Pharmaunternehmen initiiert worden, das verschiedene Markenauftritte für ein Medikament testen wolle. Untersucht wurden vier verschiedene Pillen, beziehungsweise Darreichungsformen. Die Gruppe A bekam ein Placebo mit der Aufschrift »Schmerzmittel«. Gruppe B wurde ebenfalls das Placebo verabreicht. Allerdings trug die Packung den Markennamen eines Aspirins, das von der Herstellerfirma schon seit Jahren in Großbritannien mit einer aufwendigen Kampagne beworben wurde. Gruppe C erhielt das echte Aspirin. Auf der Packung stand aber wiederum lediglich »Schmerzmittel«. Gruppe D bekam das echte Aspirin mit dem beworbenen Markennamen auf der Packung.

Nach einer Stunde sollten die Frauen auf einer Skala von null bis vier angeben, wie sehr sich bei ihnen die Schmerzen gebessert hatten. Null bedeutete keine Änderung, Vier hieß: Die Schmerzen sind weg. Was schätzen Sie? Wie stellte sich die Wirkung bei den vier Gruppen dar? Tatsächlich landete schon das schmucklos präsentierte Placebo auf der Schmerzlinderungsskala bei 1,75 – halbierte das Kopfweh also beinahe. Mit dem stark beworbenen Markennamen auf der Packung schaffte es die Pille ohne Wirkstoff auf etwa 2,2. Nur etwa 0,3 Punkte auf der Skala war das Aspirin besser, das als »Schmerzmittel« ins Rennen geschickt worden war. Mit Branding konnte sich das Medikament noch mal um gute 0,2 Punkte in der vierstufigen Skala verbessern und landete bei knapp 2,75. Es fehlte hier leider eine Gruppe, die gar nichts bekam. Aber aus vergleichbaren Studien weiß man, dass Kopfschmerzpatienten, die keine entsprechenden Medikamente nehmen, nach einer Stunde auf der vierstufigen Skala im Schnitt eine Verbesserung von etwa 1,25 angeben. Dieser erhebliche Anteil der Selbstheilung oder der normalen Verbesserung des Zustandes ist wichtig beim Placebo wie beim Hightech-Schamanismus, wie wir noch sehen werden.

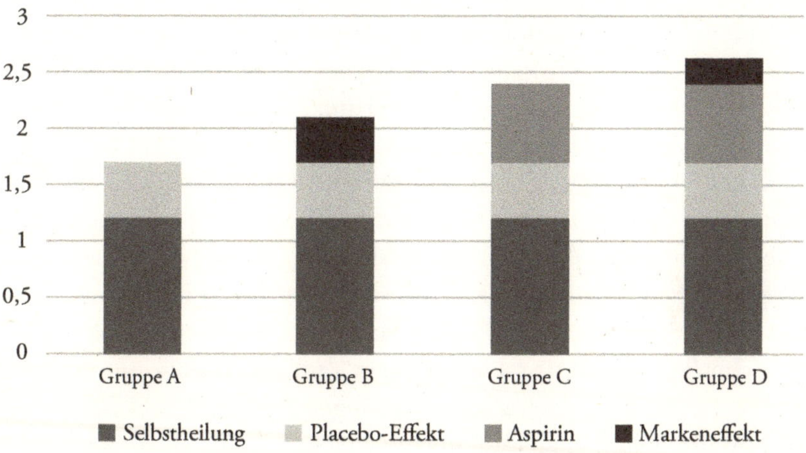

Abb. 1: Gruppe A: Selbstheilung plus Placebo. Gruppe B: Selbstheilung plus Placebo plus Markenimage. Gruppe C: Selbstheilung plus Placebo plus No-Name-Aspirin. Gruppe D: Selbstheilung plus Placebo plus Aspirin plus Markenimage.[13]

Wichtig ist hier zu sehen, dass Selbstheilung und Placebo-Effekt immer Teil der Wirkung sind. Auch beim echten Medikament. Und dass beide zusammen mehr als doppelt so viel Schmerzlinderung bewirken als das eigentliche Medikament. Die Studie zeigt auch, dass die Werbung des Herstellers ein echter Dienst am Kunden ist. Die penetrant verbreitete Botschaft »Wir haben hier ein verdammt gutes Schmerzmittel« sattelt in Bezug auf die spezifische Wirkung des Schmerzmittels in der Gruppe D noch einmal etwa 20 Prozent drauf. Natürlich müsste man den Effekt durch das Branding eigentlich auch unter das Placebo subsummieren. Mit Bezug auf die Gesamtwirkung, die sich ja aus Selbstheilung, Placebo-Effekt und Medikament zusammensetzt, ist der Zuwachs an Placebo-Wirkung durch die Werbung aber natürlich deutlich geringer.

2.4 Italienische Gender-Pharmazie

Zwei italienische Studien belegen auf frappierende Weise, wie der kulturelle Kontext die Wirkung medizinischer Interventionen modulieren kann. Es handelt sich um zwei Untersuchungen aus den 1970er-Jahren, bei denen der Einfluss der Farbe auf die Wirkung von Placebo-Schlaftabletten geprüft wurde.[14] Die wirkstofflosen Tabletten wurden den Probandinnen und Probanden entweder als blaue oder als orangefarbene Tabletten angeboten. Das im ersten Moment überraschende, dann aber ausgesprochen instruktive Ergebnis war Folgendes: Bei Frauen wirkten die blauen Schlaftabletten deutlich effektiver als bei Männern. Sie schliefen schneller ein und sie schliefen länger als die Männer.

Der Anthropologe und Ethnopharmakologe Daniel Moerman erklärt diese gender-spezifische Farbwirkung sehr überzeugend folgendermaßen: Die Farbe Blau hat in Italien für die beiden Geschlechter eine unterschiedliche kulturelle Bedeutung. Für Frauen ist in diesem erzkatholischen Land blau untrennbar mit der Vorstellung der Jungfrau Maria verbunden. Die »Himmelskönigin« wird in Darstellungen immer mit ihrem blauen Gewand abgebildet. Folglich steht die Farbe Blau für italienische Frauen für Trost, Zuversicht und Geborgenheit. Ein optimaler Kontext, um die Wirksamkeit einer Schlaftablette zu unterstützen. Für Männer dagegen hat in Italien blau eine ganz andere Konnotation. Denn es ist die Farbe der »Azzurri«, der Fußball-Nationalmannschaft Italiens, die traditionell in blauen Trikots auf dem Rasen kämpft. Für die fußballbegeisterten italienischen Männer signalisiert blau also Aufregung und Kampfgeist und ist damit als informationeller und emotionaler Kontext für eine Schlaftablette eher kontraproduktiv. Diese Studien illustrieren beeindruckend, wie ein informationeller Halo, der alle medizinischen Interventionen umgibt, das Ergebnis beeinflusst.

2.5 Mit Placebo-Nadeln gegen Schmerzen

Zu meinen Lieblingen in Sachen Placebo-Forschung gehören die Akupunkturstudien. Zum einen begeistert mich die Konstruktion der Placebo-Nadeln. 1998 wurden sie erstmals in der medizinischen Fachzeitschrift *Lancet* vorgestellt. Bei einer Placebo-Studie zur Akupunktur mit diesen Nadeln werden zunächst kleine Pflaster über die angepeilten Akupunktur-Punkte geklebt. Die echte Nadel durchsticht das Pflaster und dringt »klassisch« in den Köper ein. Bei der Scheinnadel rutscht die Nadel dagegen in den hohlen Griff, bleibt aber im Pflaster stecken, sodass die Probanden die Placebo-Behandlung und die echte Behandlung nicht unterscheiden können. Es gibt mittlerweile Dutzende von Studien, in denen die Placebo-Nadeln zum Einsatz kamen. Das funktioniert natürlich nur, weil die sehr dünnen Akupunkturnadeln beim Einstechen in der Regel nicht wahrgenommen werden. So gibt es für die Patienten keinen spürbaren Unterscheid zwischen den echten und den Scheinnadeln.

Es gibt aber noch eine zweite Strategie, um die 1800 Jahre alte chinesische Nadelkunst gegen Placebo (*against sham*) zu testen. Dazu wird in der Behandlungsgruppe in die Akupunkturpunkte gestochen, die auf den geheimnisvollen Meridianen liegen, durch die das noch geheimnisvollere Qi (sprich: Tschi) fließen soll. In der Placebo-Gruppe schert man sich nicht weiter um diese ehrwürdigen Vorgaben und sticht außerhalb der traditionellen Punkte. Die größte Studiengruppe dieser Art weltweit wurde von 2002 bis 2007 in Deutschland durchgeführt.[15] Es waren die GERAC-Studien (German Acupuncture Trials). Akupunktur und Scheinakupunktur (danebenstechen) traten an gegen die jeweiligen Standardtherapien gegen Schmerz, wie sie von den zuständigen wissenschaftlich medizinischen Fachgesellschaften in ihren Leitlinien empfohlen werden. Also Nadeln gegen Schmerzmittel und passende Formen der Physiotherapie. Bei den Leiden ging es um chronische Rückenschmerzen, chronische Schmerzen bei Arthrose im Kniegelenk, Spannungskopfschmerz und Migräne. Alle vier Schmerzen sind so verbreitet, dass man sie als volkswirtschaftlich relevant bezeichnen kann. Es ist also von höchstem medizinischem Interesse zu erforschen, wie man diesen Schmerzen am besten beikommen kann. An GERAC waren sechs Universitäten beteiligt und 500 niedergelassene Ärzte. Über 3500 Schmerzpatienten waren eingeschlossen.

Was waren die Ergebnisse? Die Studie ergab eindeutig: Akupunktur ist eine grandiose Schmerztherapie! Bei Kreuz- und Knieschmerzen übertraf sie die Standard-Schmerzbehandlungen deutlich. Ein peinliches Ergebnis für die Hersteller der Schmerzmittel. Auf der Basis dieser Studienergebnisse entschied das oberste deutsche Medizin-Gremium, der Gemeinsame Bundesausschuss, die Akupunktur bei Rücken- und Gelenkschmerzen als Kassenleistung zuzulassen. Die Behandlungskosten müssen seitdem nicht mehr privat bezahlt werden. Ein starkes Ergebnis. Allerdings: Es konnte kein Unterschied zwischen der echten Akupunktur und dem wilden Nadeln festgestellt werden. Dasselbe Bild zeigte sich beim Spannungskopfschmerz. Die Nadeln waren dem Schmerzmittel deutlich überlegen. Ob man jedoch in die Punkte stach oder irgendwo ins Gelände, war egal.

Placebo-Nadeln besser als Schmerzmittel

Das Ergebnis lässt sich nur auf eine Weise interpretieren: Die Nadeln sind immer ein Placebo, immer Schamanismus. Zumindest in der Schmerztherapie ist das eindeutig bewiesen. Genau besehen ist das auch nicht wirklich überraschend: Wir erinnern uns, dass ein Schmerzmittel-Placebo am besten wirkt, wenn es per Spritze injiziert wird. Eigentlich muss man sagen: Der Stich in den Körper und die folgende Injektion von nichts wirken einfach besser als nichts in Tablettenform. Denn das Nichts wirkt ja nicht, sondern das Ritual ruft den medizinischen Effekt hervor. Und das Eindringen einer Nadel in den Körper beeindruckt natürlich stärker als das Schlucken einer Pille. Da scheint es nicht weiter verwunderlich, dass das Einstechen oder auch nur das scheinbare Einstechen gleich mehrerer Nadeln – wie bei der Akupunktur üblich – bei Schmerzpatienten zu Linderung führt. Zusammen mit der beeindruckenden Geschichte von den Meridianen und den spezifischen Akupunkturpunkten und dem Auftritt des Akupunktur-Schamanen. Interessanterweise hat Akupunktur bei Migränepatienten keinen besseren Erfolg als Medikamente. Ein Hinweis darauf, dass dieser Schmerz anders ist als »normale« Schmerzen; ganz offensichtlich weniger empfänglich für Suggestion.

Es gibt übrigens in vielen Studien doch einen kleinen Vorsprung der echten Akupunktur gegenüber dem Placebo-Stechen. Viele Anhänger der Traditionellen Chinesischen Medizin versuchen so, ihr Gedankengebäude aus Meridianen und Energieflüssen zu retten. Wenn wir aber wissen, dass auch der Arzt eine Placebo-Wirkung hat und dass es darauf ankommt, mit wie viel Zuwendung und Überzeugungskraft er seine Medizin ausübt, liegt eine andere Interpretation nahe: Die Ärzte haben sicher ein wenig kompetenter gewirkt, wenn sie die Nadeln fachgerecht eingesetzt haben. Und damit etwas überzeugender. Vermutlich sind es nur unbewusste Körpersignale, die von den Akupunkteuren ausgehen. Aber Patienten empfangen diese Signale – bewusst oder unbewusst –, und dieser Informationsfluss moduliert die Wirksamkeit der Behandlung. Daher rührt meiner Überzeugung nach der regelmäßig beobachtete minimale Vorsprung der echten Akupunktur gegenüber dem Placebo-Nadeln.

2.6 Das chinesische Horoskop und der Tod

Wir wollen ja verstehen, warum auch medizinisch sinnlose Chirurgie – etwa die oben beschriebene transmyokardiale Laserrevaskularisation – so vielen Patienten eine Erleichterung beschert. Dazu betrachten wir den komplexen und facettenreichen Placebo-Effekt in diesem Kapitel in einigen Varianten. Hier darf auch das dunkle Spiegelbild oder sagen wir der kleine böse Bruder nicht fehlen: der Nocebo-Effekt. Während Placebo bedeutet »Ich werde gefallen« und quasi die Sonnenseite der Suggestivmedizin darstellt, heißt Nocebo »Ich werde schaden«, also die Schattenseite der Suggestibilität.

Ein großartiges Beispiel eines wissenschaftlich auf breiter statistischer Basis dokumentierten Nocebo-Effekts stellt eine Studie zur Mortalität und Astrologie von chinesischen Kaliforniern dar, die der Soziologe David Phillips von der Universität San Diego 1993 im *Lancet* veröffentlicht hat.[16] Während unsere Astrologie babylonischen Ursprungs zwölf Tierkreiszeichen im Verlaufe eines Jahres kennt, denen sie bestimmte Charakteristika und Dispositionen zuschreibt, orientiert sich die chinesische Astrologie am Geburtsjahr. Dem Geburtsjahr zugeordnet sind auch hier je eines von zwölf Tierzeichen – etwa der Hase, der Hund, das Schwein oder der Drache. Zu diesen Tierzeichen gehört jeweils eines von fünf Elementen (Erde, Metall, Holz, Feuer und Wasser), die mit speziellen Eigenschaften und Dispositionen verbunden werden. Darunter auch die Anfälligkeit für beziehungsweise die Bedrohung durch bestimmte Krankheiten.

David Phillips ermittelte in seiner Studie »Psychology and survival« (»Psychologie und Überleben«) die Todesursachen und das erreichte Lebensalter von mehr als 28 000 Chinesen in Kalifornien und setzte die Daten in Verbindung mit ihrer »astrologischen Bestimmung« durch ihr Geburtsjahr. Zusätzlich verglich er diese Daten mit mehr als 400 000 »weißen« Kaliforniern außerhalb der chinesischen Kultur. Die Ergebnisse sind ein beeindruckendes Zeugnis der in diesem Falle negativen Kraft der Vorstellungen und Erwartungshaltungen.

So sind Chinesen, die in einem »Erdjahr« geboren wurden, nach den Vorstellungen der chinesischen Astrologie schicksalhaft gefährdet, durch Geschwüre oder Tumoren zu versterben. Und tatsächlich starben die im Erdjahr geborenen Chinesen, bei denen etwa Lymphdrüsenkrebs die Todesursache war, im Durchschnitt mit 59,7 Jahren, während Chinesen mit einem anderen Geburtsjahr, die ebenfalls an Lymphdrüsenkrebs verstarben, im Schnitt erst mit 63,6 Jahren das Zeitliche segneten. Die negative Erwartungshaltung der im »schlechten« Jahr Geborenen verkürzte deren Leben also um ganze vier Jahre. Es handelte sich insgesamt immerhin um 3041 Krebstote. Es ist also extrem unwahrscheinlich, dass es sich hier um ein statistisches Artefakt handelt.

Glaube kostet Lebensjahre

Geburtsjahrgänge, die nach den chinesischen astrologischen Ideen mit dem Element Metall verbunden sind, sollen besonders durch Lungenkrankheiten wie Bronchitis oder Asthma bedroht sein. Und tatsächlich starben die in einem »Metalljahr« geborenen chinesischen Kalifornier, die durch eine dieser Krankheit verstarben, im Durchschnitt schon mit 66,9 Jahren, während Chinesen aus anderen Geburtsjahrgängen erst mit 71,9 Jahren diesen Krankheiten zum Opfer fielen. Also ganze fünf Jahre kürzer lebten die durch ihr astrologisches Schicksal belasteten Chinesen als ihre diesbezüglich astrologisch unbelasteten Kulturgenossen. Um dem Einwand »Na bitte, offenbar hat die chinesische Astrologie doch recht« zu begegnen, verglich David Phillips diese Sterbedaten – wie gesagt – mit entsprechenden Daten »weißer« Kalifornier. Und er konnte keine Zusammenhänge von Todesursachen, erreichtem Lebensalter und Geburtsjahrgängen entdecken.

Phillips konnte diese Korrelationen von Geburtsjahrgängen und verkürzter Lebenserwartung für verschiedene Krebsarten aber auch für Herzinfarkt und eine Reihe weiterer Erkrankungen zeigen. Deutlich wurde ebenfalls, dass die Stärke des negativen Einflusses des Horoskops damit zusammenhing, wie sehr sich die Chinesen mit ihrer kulturellen Tradition identifizierten. Der Glaube versetzt also offenbar nicht nur Berge, er kann auch Lebensjahre kosten.

Placebo/Nocebo-Suizid

Ein weiteres plastisches Beispiel für die Macht der Nocebos findet sich im Jahr 2007 in einer Ausgabe der Fachzeitschrift *General Hospital Psychiatrie*.[17] »Held« der Fallgeschichte ist ein 26-jähriger Mann, der an einer Studie mit einem neuen Antidepressivum teilnahm. Im Grunde unnötig zu erwähnen, dass der Mann an Depressionen litt. Und zwar so stark, dass er in der laufenden Studie beschloss, Selbstmord zu begehen.

Durch die Studie war er im Besitz einer größeren Menge von Medikamentenkapseln, von denen er glaubte, dass eine starke Überdosierung bei ihm zu dem erwünschten letalen Ausgang führen würde. Also schluckte er die verbliebene Monatsration von 29 Kapseln. Kurze Zeit später erlitt er einen Kreislaufzusammenbruch. Der Notarzt musste Flüssigkeit infundieren, um den Blutdruck wieder in den grünen Bereich zu heben. Im kritischen Zustand erreichte er die Klinik. Kurze Zeit später waren seine Werte allerdings wieder völlig normal. In der Klinik konnte man ihm glaubhaft versichern, dass er in der Antidepressivum-Studie im Placebo-Arm gewesen war und folglich wirkungslose Kapseln eingenommen hatte. Das Gehirn ist also offenbar imstande, dem Körper seine Vorstellungen gewissermaßen aufzuzwingen, und dies im Positiven wie im Negativen. Lassen Sie uns daher ansehen, was die Wissenschaft bisher in Erfahrung gebracht hat, wie unser Gehirn das macht.

2.7 Woher kommt der Placebo-Effekt?

Grundsätzlich kann man Heilung in drei Kategorien ordnen: erstens körpereigene Heilungsprozesse. Das sind biologisch verankerte Reaktionsmuster, die unwillkürlich etwa auf Verletzungen oder mikrobiologische Infektionen reagieren mit dem Ziel, den Körper in seinen Normalzustand zurückzuversetzen. Das wäre zum Beispiel die Heilung eines Knochenbruches oder einer Hautverletzung oder die Bekämpfung eines Infekts durch eindringende Viren, Bakterien oder Pilze. Das sind natürliche, biologische Heilprozesse. Zweitens die Heilung durch eine medizinische Intervention. So etwa die Heilung durch ein Antibiotikum, wenn unser Immunsystem mit einem bakteriellen Infekt nicht fertig wird. Oft ist die Heilung durch eine medizinische Intervention eng mit der ersten Kategorie – der körpereigenen Heilung – verknüpft. Etwa wenn ein Unfallopfer durch Notfallchirurgie gerettet wird, die vollständige Wiederherstellung der Gesundheit aber letztlich ein körpereigener Prozess ist. Die dritte Form der Heilung ist eine Reaktion auf einen psychosozialen Kontext, der bei einer medizinischen Zuwendung immer gegeben ist, der idealtypisch im Schamanismus zu beobachten ist und der meist und oft abwertend gemeint und wenig reflektiert als Placebo-Effekt bezeichnet wird.

Aber auch die Heilung durch Placebo oder weiter gefasst durch Schamanismus sattelt natürlich auf der ersten Kategorie, der körpereigenen Heilung auf. Oder bringt sie in Gang. Schließlich laufen körpereigene Heilungsprozesse bei fast allen Krankheiten ab. Wissenschaftler sprechen in diesem Zusammenhang auch von der »Regression zum Mittelwert«. Alle biologischen Systeme haben die Tendenz, ihren Mittelwert wieder zu erreichen, wenn dieser gestört wurde. Wir erinnern uns da zum Beispiel an die Selbstheilung bei Kopfschmerzen in der Aspirin-Studie, in der die Selbstheilung immer einen erheblichen Anteil an der beobachteten Schmerzlinderung hatte.

Es gibt auch Wissenschaftler, die den Placebo-Effekt für maßlos überbewertet halten oder ihn komplett durch eine Regression zum Mittelwert bedingt sehen. Aber viele Studien zeigen, dass das nicht der Fall sein kann. Wenn in kontrollierten Studien wie den GERAC-Studien zur Akupunktur Schamanismus (Akupunktur) deutlich besser wirkt als etablierte Schmerzmittel, dann ist der Placebo-Effekt der Regression zur Mitte offenbar überlegen. Denn die Regression zur Mitte wirkt ja in beiden Gruppen gleichermaßen. Oder auch – sozusagen spiegelverkehrt beim Nocebo-Effekt – die Tatsache, dass der Glaube an das chinesische Horoskop im Ernstfall einige kostbare Lebensjahre vernichtet. Das kann man nun wirklich nicht als Regression zum Mittelwert bezeichnen.

Gerade in der Schmerzforschung haben wir seit den 1970er-Jahren auch handfeste endokrinologische Beweise für eine spezifische medizinische Wirkung der Placebos. Der amerikanische Neurowissenschaftler Jon Levine konnte zeigen, dass durch die Behandlung mit Placebos körpereigene Schmerzmittel, die Endorphine, ausgeschüttet werden.[18] Und so gibt es zahlreiche Studien, die direkte, spezifische medizinische Reaktionen durch Placebo-Interventionen belegen, die ganz offensichtlich nichts mit der Regression zur Mitte zu tun haben.

Placebo-Gehirn-Schrittmacher

Der bekannte Turiner Neurowissenschaftler Professor Fabrizio Benedetti hat etwa nachgewiesen, dass im für die Krankheit neuralgischen Gebiet im Gehirn von Parkinson-Patienten einzelne Zellen auf die Gabe von Placebos reagieren wie auf ein echtes Medikament. Die Neuronen wurden durch ein Scheinmedikament in ihrer Aktivität gehemmt. Das Parkinson-typische Zittern und die Muskelsteifigkeit besserten sich deutlich. Benedetti, der sich seit Jahrzehnten mit Placebo-Forschung beschäftigt, hat auch – ganz im Sinne von Moerman – erklärt: »Placebos are not inert substances, as thus far believed. They are made of words and rituals, symbols, and meanings, and all these elements are active in shaping the patient's brain.«[19] Also etwa: Placebos sind nicht wirkungslose Substanzen, wie weithin angenommen wird. Sie sind aus Worten und Ritualen gemacht, aus Symbolen und Bedeutungen, und all diese Elemente sind daran beteiligt, das Gehirn des Patienten zu formen.

Eine perfekte Bestätigung erhält diese Einschätzung durch die Beobachtung, dass Demenzerkrankte im fortgeschrittenen Stadium nicht mehr auf Placebo-Behandlungen ansprechen. Ihr Gehirn hat die Fähigkeit verloren, das Netz aus suggestiven Informationen wahrzunehmen, das mit der Scheinbehandlung aufgespannt wird. Da ist es kein Wunder, dass dies ebenfalls für Patienten gilt, die nicht bei Bewusstsein sind.

Placebos wirken in zunächst wenig überraschender Weise in diversen psychischen Zusammenhängen direkt im Gehirn. Hier lassen sich die Reaktionen in den jeweils zuständigen neurologischen Inseln direkt im Aktivitätsmuster nachweisen. So reagieren bei der Placebo-Behandlung von Parkinsonpatienten die Zellen in dem an der Muskelsteuerung beteiligten *Nucleus subthalamicus*. Bei dem Versuch, Angstsymptome mit Placebos zu behandeln, antwortet die Amygdala. Die Amygdala – im

Deutschen Mandelkern genannt – ist eine paarig im Mittelhirn angelegte Struktur. Sie ist bei Furcht, Angst und Ekel aktiv und gehört zum limbischen System, das zu unseren Gedanken und Eindrücken generell die emotionalen Bewertungen hinzufügt. Gibt man Depressiven ein Placebo-Medikament mit dem Versprechen positiver Wirkung, zeigen sich Änderungen in den Aktivitätsmustern von einem halben Dutzend funktionellen Zentren im Gehirn, die dem Depressionsgeschehen neurologisch zugeordnet werden.

Das hört sich alles plausibel und logisch konsistent an. Aber wenn wir ehrlich sind, haben wir damit fast nichts von der Wirkungsweise der Placebos verstanden. Wir sehen nur, dass exekutive Strukturen im Gehirn im Zusammenhang mit dem Placebo-Prozess aktiviert werden. Aber wie wird das von einer Vorstellung, wie wird das vom Glauben an die Wirksamkeit der medizinischen Zuwendung veranlasst? Wie aktiviert eine Scheinoperation oder ein Scheinmedikament diese »Gehirn-Organellen«, die dann nachvollziehbar für die medizinischen Effekte sorgen? Das ist eine wirklich knifflige Frage.

Wir treffen hier letztlich auf das Dualismus-Problem, an dem sich in der Philosophie jahrhundertelang die größten Denker die Zähne ausgebissen haben, und das Goethe im *Faust 1* mit folgenden Worten beschreibt: »Noch niemand konnt′ es fassen, wie Seel und Leib so schön zusammenpassen.« Wie schaffen es Inhalte des Geistes (der Seele, des Bewusstseins), steuernd auf den Körper einzuwirken? Denn das sagte ja auch Benedetti: Placebos sind aus Worten, Symbolen, Ritualen und Bedeutungen gemacht. Das alles erreicht unser Gehirn aber zunächst ganz und gar geistig oder sagen wir: als Information.

Trennung von Leib und Seele

Für Philosophen im christlichen Abendland war das eine besonders harte Nuss. Schließlich war die absolute Trennung von Leib und Seele eine religiöse Vorgabe. Der Körper ist bloße Materie und vermodert nach dem Tod in der Erde. Völlig zu Recht nach der christlichen Vorstellung, schließlich ist er tendenziell sündig – das Fleisch ist schwach. Die Seele, die denkt und fühlt, dagegen ist quasi göttlich und steigt nach dem irdischen Ende zu ewigem Leben in den Himmel auf. Zumindest, wenn man sich gottgefällig verhalten hat. So der christliche Glaube. Das eine war geradezu dadurch definiert, dass es nicht das andere war. Wie kann dann aber die Seele auf den Körper einwirken? Wie kann Mentales physisch werden?

Die in meinen Augen verrückteste Antwort auf die Frage, wie Körper und Geist miteinander gekoppelt sind, hat in der Philosophiegeschichte der geniale Mathematiker und Philosoph Gottfried Wilhelm Leibniz (1646–1716) gegeben. Da Seele und Leib nichts miteinander zu tun haben dürfen, erklärte er sie zu »fensterlosen Monaden«. Also zu Einheiten, die sich gegenseitig nicht beeinflussen, die ganz unabhängig voneinander allein für sich funktionieren. Aber durch das Wirken Gottes – so Leibniz – laufen sie auf wundersame Weise parallel miteinander, sodass das geistige Erleben der Menschen den Vorgängen in seiner körperlichen Welt entspricht. Wie zwei Uhren, die synchron laufen, ohne miteinander gekoppelt zu sein. Leibniz nannte das die »prästabilierte Harmonie«. Diese haarsträubende Konstruktion zeigt, wie groß die Not war, der christliche Denker ausgesetzt waren, wenn sie die Kooperation von Körper und Geist erklären wollten.

Es gibt in den Neurowissenschaften und in der Philosophie eine Schule, die das Verhältnis von Bewusstsein und Gehirn in einer Weise interpretiert, die mir ähnlich abstrus erscheint wie die von Leibniz erdachte prästabilierte Harmonie: die Epiphänomenalisten. Diese konstatieren, das Bewusstsein sei lediglich ein nachgeordnetes Produkt von biologischen Prozessen im Gehirn, eben ein Epiphänomen. Sie erklären unsere Vorstellung, dass wir in unserem Denken und Handeln frei und selbstständig seien und damit verantwortlich für unsere Entscheidungen, zu einer Illusion. Wie sollte aber ein Bewusstsein, das nur ein Epiphänomen des selbstständigen Gehirns ist, eine nachgeschaltete, quasi machtlose Instanz, über das Gehirn einen Placebo-Effekt im Körper hervorrufen?

Eines der Argumente der epiphänomenalistischen Sichtweise speist sich aus der Entdeckung des Neurophysiologen Benjamin Libet (1916–2007), der nachwies, dass bei bestimmten Entscheidungsprozessen im Gehirn, schon einige Hundert Millisekunden bevor die Probanden glaubten, die Entscheidung getroffen zu haben, entsprechende neurologische Aktionspotenziale messbar waren.[20] Während Libet selbst diese neuronalen Aktivitäten als »Bereitschaftspotenziale« bezeichnete und nicht mit der Entscheidung des Gehirns für eine Aktion gleichsetzte, erklären Forscher wie der deutsche Neurobiologe Wolf Singer, dass die Libet-Versuche gezeigt hätten, dass das Gehirn schon vor dem Bewusstsein entschieden hätte und dass die Vorstellung vom freien Willen ein soziales Konstrukt sei, eine Illusion.[21]

Freies Bewusstsein eine Illusion?

Ich habe mich mit der Vorstellung der Epiphänomenalisten nie anfreunden können und ich wundere mich, dass etwa der israelische Historiker Yuval Noah Harari, der so geistreiche Bücher wie *Eine kurze Geschichte der Menschheit* oder *Homo Deus* geschrieben hat, andeutet, dass er sich zu den Epiphänomenalisten zählt. Sollte Hararis Gehirn all die klugen Gedanken tatsächlich ohne sein Bewusstsein produziert haben? Sind nicht philosophische Diskussionen etwas ganz anderes als die Entscheidung, ob ich einen Finger bewege, um damit auf einen Knopf zu drücken oder nicht (darum ging es im Libet-Experiment)?

Welchen evolutionsbiologischen Sinn ergibt Bewusstsein, wenn es nichts bewirken kann? Bewusstsein ist ein im wahrsten Sinne des Wortes energiezehrender Vorgang im Gehirn. Und in der Evolution gibt es – soweit mir bekannt – keine vergleichbaren Beispiele von solch kostspieligen Luxusfähigkeiten, die ihren Eigentümern keinen biologischen Vorteil verschaffen. Da ist die Biologie rigoros ökonomisch. Des Weiteren: Der mitunter fürchterliche Erfolg der Spezies Mensch beruht auf unserer Fähigkeit des kreativen Problemlösens mitunter auch in einer großen gemeinschaftlichen Anstrengung. Wir haben Sonden zur Erkundung auf den Mars geschickt und Detektoren gebaut, die erst vor wenigen Jahren die von Albert Einstein (1879–1955) im Jahr 1916 vorhergesagten Gravitationswellen nachgewiesen haben. Wer kann im Ernst glauben, dass das alles Ergebnisse von Denkprozessen sein sollen, die unbewusst in unseren Gehirnen ablaufen? Was sollte das Gehirn veranlassen, nach diesen für das praktische Leben so sinnlosen Forschungsergebnissen zu streben?

Die Schwierigkeit, Gehirnaktivitäten und Bewusstsein als die zwei Seiten einer Medaille zu begreifen, ziehen sich durch die Jahrhunderte. Der deutsche Mediziner Emil du Bois-Reymond (1818–1896) hielt 1872 einen Vortrag mit dem Titel »Über die Grenzen des Naturerkennens«. Darin tritt ganz deutlich der Widerstand seines Denkens zutage, das Geistige als ein mit einem »gleichberechtigten« Körperlichen einhergehendes Phänomen anzuerkennen: »Die astronomische Kenntnis des Gehirns, die höchste, die wir davon erlangen können, enthüllt uns dagegen nichts als bewegte Materie. Durch keine zu ersinnende Anordnung oder Bewegung materieller Teilchen aber lässt sich eine Brücke ins Reich des Bewusstseins schlagen.« Und noch der australische Wissenschaftler Sir John C. Eccles (1903–1997), der für seine Forschungsarbeiten zur Reizleitung der Nervenzellen (!) 1963 den Medizin-Nobelpreis erhielt, wollte nicht von der Vorstellung lassen, dass es sich beim Geist um eine vom materiellen Gehirn getrennte, eigenständige Entität handelt.

Gehirn und Bewusstsein – zwei Seiten einer Medaille

Heute sehen Neurowissenschaftler das Körper-Geist-Thema nicht mehr dualistisch. Für die Mehrheit von ihnen ist Bewusstsein eine Eigenschaft, die komplexe elektrobiochemische neuronale Netzwerke im Zusammenspiel mit ihrem Körper entwickeln. Dass das Bewusstsein (der Geist, die Seele) grundsätzlich anders als der Körper verfasst ist, nämlich immateriell, gilt heute meist als eine religiöse Vorstellung. Neurobiologen sehen unser mental erlebtes Bewusstsein als verbunden mit den Vorgängen in seiner biologischen Matrix, dem Gehirn. Dass das Bewusstsein dadurch Einfluss auf körperliche Prozesse nehmen kann, liegt auf der Hand. Und vermutlich gibt es keinen besseren Beweis dafür als den Placebo-Effekt. Diese Verbundenheit von geistigen mit körperlichen Prozessen belegen aber ebenso die messbaren Effekte der Meditation, das offenbart die Biofeedback-Methode und ohne diesen Einfluss des Geistigen auf den Körper wären auch die Effekte der Hypnose(-Therapie) nicht möglich. Bewusstsein beeinflusst körperliches Sein. Das ist auch die Basis für die Erfolge des Hightech-Schamanismus via Placebo-Effekt. Und es ist die Basis für eine zu entwickelnde Suggestivmedizin – oder nennen Sie es »Interventionellen Schamanismus«, auf den ich am Ende des Buches zu sprechen kommen möchte.

Seit etwa 1990 verfügt die medizinische Forschung über ein Instrument, von dem man sich Fortschritte bei der Lösung der Frage versprach, wie die »biologische Maschine Gehirn« imstande ist, Geistiges zu produzieren, oder wie – umgekehrt – Geistiges es bewerkstelligt, in die »biologische Maschine« hineinzuwirken. Dabei handelt es sich um die funktionelle Kernspintomografie. Sie macht es möglich, Aktivitätsmuster und somit den Betriebszustand des Gehirns anhand der gesteigerten Durchblutung verschiedener funktionaler Areale unseres Denk-und-fühl-Apparates zu erkennen. Die Forscher haben daraus viel darüber gelernt, wo das Gehirn aktiv ist, wenn wir Musik hören, sexuelle Szenerien betrachten, Erlebnisse aus der Kindheit erinnern oder versuchen, eine mathematische Aufgabe zu lösen. Dieses Sichtbarmachen neurobiologischer Prozesse hat sehr dabei geholfen zu verstehen, wie die Zusammenarbeit von Geist und biologischer Materie funktioniert. Und damit auch, auf welchen Grundlagen der Placebo-Effekt beruht.

Wahrnehmen und Wahrgeben

Wollten wir versuchen, das aktuelle Wissen dieser psychoneurobiologischen Forschung hier im Detail aufzuarbeiten, würde das schnell in echte Arbeit ausarten. Aber ich glaube, es ist möglich, diese Erkenntnisse in einer prinzipiellen Form abzubilden und so eine einfache, doch nicht zu stark verkürzte Anschauung davon zu erhalten, wie die Information des Placebos (Worte und Rituale) im Gehirn anlandet und von dort aus auf den Körper wirkt.

Wenn Rituale und Narrative auf uns wirken, wenn wir also zunächst Informationen hören und sehen, werden diese optischen und akustischen Inhalte in Augen und Ohren (bzw. im Innenohr) in elektrische Signale umgewandelt und an die zuständigen neuronalen Netzwerke im Gehirn geleitet. Zur Weiterverarbeitung und zur Bewusstwerdung. In diesem Fall ist Bewusstsein zugleich ein mentaler und ein körperlicher Prozess. Dabei geschieht das auf eine recht profane Weise, was sich in der Vorstellung des Dualismus mit seinen zwei getrennten Sphären – Körper und Geist – nicht erklären ließ. Ich möchte aber sicher nicht behaupten, dass wir das Phänomen des Bewusstseins damit gänzlich verstanden hätten.

Nach einem wissenschaftstheoretischen Diktum kann sich ein »System« ohnehin nicht vollständig selbst beschreiben. Es müsste sich dazu »von außen« betrachten können. Es müsste über Informationen verfügen, die über seine internen Kenntnisse hinausgehen. Und das ist prinzipiell nicht möglich. Doch für unser Problem ist das auch nicht erforderlich. Wichtig ist für unser Verständnis der Mechanismen des Placebo-Effekts, dass Wahrnehmung keine Einbahnstraße ist. Wahrnehmung, Verständnis oder Interpretation ist ebenso ein aktiver Prozess im Gehirn. Das Gehirn projiziert abgespeicherte Erfahrungen in den Bewusstseinsprozess hinein, um sozusagen den Input aus den Sensoren mit dem enormen Speicherinhalt auf seiner Festplatte abzugleichen und ihn mit diesen Erfahrungen in Beziehung zu setzen. Es ist – wenn Sie das Wortspiel gestatten – ein Wechselspiel zwischen Wahrnehmung und Wahrgebung.

Ein Beispiel: Wenn ich ein Zebra sehe, kann ich es nicht erkennen oder verstehen ohne meine Erfahrung. Ein Neugeborenes kann das Zebra nicht (und auch sonst fast nichts) erkennen, unter anderem weil sein Gehirn noch keine Referenzwahrnehmungen aus dem Gedächtnis anzubieten hat. Das erfahrene Gehirn aktiviert im Wahrnehmungsprozess Informationen zu Farbe, Kontrasten, Umrissen und Größen, Bewegungsmustern und dem »Charakter« von Zebras oder ähnlichen Tieren. Es werden Beziehungen zu Erlebnissen hergestellt, die jemand mit diesem oder verwandten Tieren hatte, vielleicht im Zoo oder beim Fernsehen. Gab es im Streichelzoo eine Begegnung mit einem Esel? Wie hat sich das Fell angefühlt? Wie seine Schnauze, seine Nüstern? Erinnerungen an spezifische Geräusche – das Wiehern, das Schnauben, das Stampfen der Hufe – werden mehr oder weniger bewusst hervorgerufen. Jeder hat schon einmal an einer Pferdekoppel gestanden und hat Gerüche des

Tiers und seiner Ausscheidungen abgespeichert. Und es gibt eine emotionale Bewertung für die Wahrnehmungsinhalte, die mit dem Zebra oder mit Zebra-Ähnlichen verbunden werden, die vor allem von unserem komplexen limbischen System im Gehirn beigesteuert wird. Hier entscheidet sich beispielsweise, ob mit dem Zebra Angst und Ekel oder Sympathie und Freude konnotiert werden.

Bei dieser Wahrgebung werden die unterschiedlichsten neuronalen Netzwerke in unserem Gehirn aktiviert, die in einem sehr komplexen Wechselspiel miteinander funktionieren, das nicht nur auf der mentalen und emotionalen Ebene stattfindet, sondern auch in unseren Körper hineinwirkt. Vor allem das für die emotionale Färbung zuständige limbische System (mehr dazu in Kapitel 7.1: Schmerzen als Warnsignale) ist unter anderem für die Ausschüttung von Hormonen und Botenstoffen zuständig und steht in Verbindung mit dem Immunsystem. So kann es verschiedene medizinische Effekte steuern. Die komplexe Interaktion von neuronalen Netzwerken und ihr Hineinwirken in den Körper sind längst nicht restlos geklärt. Aber das Grundmuster und damit die prinzipielle Wirkweise des Placebo-Effekts mit seiner Übertragung von Bedeutung in physische Prozesse ist im Prinzip verstanden.

Erwartung und Wirkung

Wenn über die Wirksamkeit von Placebos gesprochen wird, ist regelmäßig von dem wichtigen Einfluss der Erwartungshaltung die Rede. Das psychoneurobiologische Prinzip ist hier ganz ähnlich dem der Wahrnehmung und Wahrgebung. Wenn wir etwa bei einer Medikamentengabe eine Schmerzlinderung erwarten, sind automatisch neuronale Netzwerke aktiv, die an der Verarbeitung von Schmerzwahrnehmungen beteiligt sind. Alle Instanzen im Gehirn, die zu einer bestimmten Funktion einen Beitrag leisten, sind über Kontakte unter den Nervenzellen oder über Botenstoffe miteinander vernetzt. Sie können sich gegenseitig hemmen oder aktivieren. So kann die mentale Repräsentation eines Schmerzmittels beziehungsweise die Vorstellung, ein Schmerzmittel einzunehmen, ausreichen, um eine Schmerzlinderung zu bewirken, auch wenn lediglich ein Placebo verabreicht wird.

Ich hoffe, Sie fanden diesen Ausflug in die Leib-Seele-Problematik nicht langweilig. Wenn man versucht, die Grundlagen des Placebo-Effekts zu verstehen, kommt man meines Erachtens nicht umhin, sich mit diesen Fragen auseinanderzusetzen. Was die Neurobiologie zur Placebo-Forschung beiträgt, ist die Einsicht, über welche neuronale Hardware das Gehirn die Software der Rituale und Narrative des Heilens in die Hardware des Körpers einspeist. Gestützt wird dieser Prozess durch ein individuelles und ein kollektives Gedächtnis und die damit einhergehenden Erwartungen an die medizinische Wirksamkeit einer Prozedur oder einer Substanz. Diese Tatsache sollten wir in Erinnerung behalten, wenn wir auf das Heilsystem des Schamanismus blicken.

3. Kapitel: Schamanismus – Urmedizin mit unsterblichen Mustern

Als ich vor etwa einem Jahr meinem Redakteur in unserem Wissenschaftsmagazin vorschlug, für eine Sendung zum Thema »Alternative Medizin« einen Beitrag über Schamanismus beizusteuern, war die Reaktion zunächst eher verhalten. Ich glaubte, in seinen Gedankenblasen Sätze lesen zu können wie »Also das geht jetzt doch etwas zu weit, Frank. Wir sind ein Wissenschaftsmagazin. Fürchtest du nicht, wir könnten uns damit lächerlich machen?«. Doch die Information, dass in einem Institut der Max-Planck-Gesellschaft das Gehirn von Schamanen in Trance in einem funktionellen Kernspintomografen untersucht worden war – mit aufschlussreichen Ergebnissen –, änderte die Lage. Wenn das Max-Planck-Institut den Schamanismus für wissenschaftswürdig befand und ihm mit einem aufwendigen bildgebenden Verfahren auf den Grund ging, dann konnte er auch in unserem Magazin auftauchen.

Im Internet finden sich mittlerweile massenhaft Schamanen, die ihre spezielle Methode, medizinische oder psychische Probleme zu lösen, selbstbewusst anbieten. Schamanen tauchten Anfang der 1970er-Jahre mit der Hippie-Bewegung (wieder) in Europa auf. Im Rahmen von New Age und der Begeisterung für spirituelle Weltsichten und sicher auch als Gegenreaktion auf die nüchterne Rationalität der Aufklärung nahm die

Zahl der Anhänger der schamanischen Kultur über die Jahre bis heute stetig zu. In München, Frankfurt, Köln und Hamburg kann man Lehrgänge für »schamanisch Praktizierende« belegen.[22] Käuflich zu erwerben sind nicht nur Bilder, Bücher und Videos zum Thema, sondern auch Traumfänger, Wunschkerzen oder Bausätze für schamanische Trommeln. Das mutet dem in einer westlichen Denktradition verwurzelten Betrachter schnell als Esoterik-Kitsch an. Gepaart ist das Ganze oft mit Angeboten zur Selbsterfahrung, moderner: zum Coaching, zum Finden der Persönlichkeit und ihrer Bestimmung. Aber man darf darüber nicht vergessen, dass Schamanismus über Jahrtausende, wenn nicht über Jahrzehntausende nahezu in allen Kulturen rund um den Erdball das Zentrum der Religiosität und auch der Goldstandard der Heilkunst war.

3.1 In einer Welt der Geister

Seit den 1990er-Jahren ist es in der Anthropologie eigentlich verpönt, von **dem** Schamanismus zu sprechen. Das sei eine unzulässige Vereinfachung dieser facettenreichen und in verschiedenen Kulturkreisen unterschiedlich ausgeprägten Urreligion. Für unsere Zwecke, um den Hightech-Schamanismus sozusagen in seinem archaischen Spiegel zu betrachten, erlaube ich mir aber diese vereinfachende Herangehensweise.

Schamanismus ist eine extrem plausible Medizinform – oder weiter gefasst: Problemlösetechnik – in einer indigenen Kultur, die von einer magisch animistischen Weltsicht bestimmt ist. Animistisch bedeutet, die Natur als eine beseelte, von Geistern beherrschte zu verstehen. Geister sind das wirkende Prinzip in allem. Und wenn auf dieser jenseitigen, spirituellen Ebene Harmonie herrscht, dann ist auch im Diesseits, das von den Menschen bewohnt wird, alles gut. Einen Beitrag zum Erhalt dieser spirituellen Harmonie leistet der Mensch, indem er sich in ein komplexes Regelwerk einfügt. Dieses Regelwerk ist zugleich eine Art gesellschaftlicher Verhaltenskodex, aber auch eine Jagdethik für die in Stämmen oder Sippen lebenden Menschen in indigenen Kulturen. Verstöße gegen dieses eherne Regelwerk machen die Geister böse und stören die spirituelle Harmonie. Und dann haben die Menschen Probleme, Krankheiten etwa.

Schamanen haben in dieser Kultur eine herausgehobene Position. Denn sie haben – so die Vorstellung – magische Fähigkeiten und können mit den Geistern Kontakt aufnehmen. Als Vermittler können sie Probleme auf der spirituellen Ebene lösen. Oder es zumindest versuchen. Dazu haben die Schamanen in der Anderswelt persönliche Krafttiere und/oder Hilfsgeister, die sie zu sich rufen und die beim Problemlösen assistieren. Etwa bei der Extraktion, einer der beiden wichtigsten schamanischen Techniken beim Heilen. Dabei wird der böse Geist, der in den Körper des Patienten gefahren ist und dort etwa Schmerzen verursacht, aus dem Körper des Patienten herausgezogen.

Unverzichtbar für den schamanischen Übergang aus unserer Welt in die Anderswelt, ist die Trance. Psychoaktive Substanzen (Pflanzen, Pilze) können dazu dienen, in Trance zu gelangen, aber auch Tanz, Sprechgesang oder Trommeln. Schamanen erleben in der Trance ihre Reise in die Anderswelt und ihre Interaktion mit den Geistern als extrem real. Das legen zumindest die Aussagen praktizierender Schamanen und auch die Ergebnisse der besagten Studie mit der Kernspin-Bildgebung des Max-Planck-Instituts für Kognitions- und Neurowissenschaften in Leipzig nahe.[23] In der Studie konnten im Gehirn der in Trance Befindlichen außerordentliche Aktivitätsmuster nachgewiesen werden. Unter anderem zeigte sich, dass das für visuelle Vorstellungen verantwortliche Netzwerk in ihrem Gehirn unter der Trance besonders aktiv war. Ein Hinweis darauf, warum die endogenen, visuellen Erfahrungen von den Schamanen unter der Trance als so real empfunden werden. In der Regel finden schamanische Trance und die entsprechenden Heilrituale allerdings nicht im Kernspin, sondern in der Öffentlichkeit des Stammes statt. Für die Wirksamkeit des Heilrituals hat das eine wichtige Bedeutung.

3.2 Das schamanische Dreieck

In der Anthropologie wird in diesem Zusammenhang vom schamanischen Dreieck gesprochen, das die Wirkung der Heilrituale trägt. Da ist einmal der Patient, der an das Krankheitskonzept – etwa böser Geist im Leib – und an die Kompetenz des Schamanen glaubt, dieses Problem lösen zu können. Auch der Schamane muss natürlich von diesem Krankheitskonzept überzeugt sein und von seiner außergewöhnlichen Fähigkeit, seinen Körper verlassen und auf der spirituellen Ebene als Problemlöser wirken zu können. Die dritte Spitze des Dreiecks bildet die Gemeinschaft der Stammesangehörigen. Sie teilen ebenfalls die Vorstellung, dass böse Geister im Körper des Patienten die Ursache der Krankheit sind. Und dass der Schamane das Problem beseitigen kann, haben sie ja schon oft erlebt.

Das schamanische Dreieck ist ein Urmuster der Medizin, das sich bis heute nicht geändert hat. Nur das Verständnis von Krankheit hat sich von magisch-animistisch in mechanisch-biomedizinisch gewandelt. Bei uns ist der überragende Heiler kein tanzender Medizinmann mit Baströckchen. Bei uns ist es der orthopädische Chirurg im weißen Kittel, der ein sehr westliches Heilritual durchführt. Und der ebenso von der Richtigkeit seiner Grundannahmen überzeugt ist wie der Medizinmann. Sowohl in der indigenen Kultur wie in der aufgeklärten Medizin glauben die Patienten, die Gemeinschaft und die Heiler jeweils fest an ihr Konzept.

Die Gemeinschaft der in einer naturwissenschaftlich-technisch orientierten Öffentlichkeit ist im sterilen Operationssaal zwar nicht anwesend. Doch auch sie stützt mit ihrem gemeinsamen Glauben an die Angemessenheit des Heilkonzepts die Überzeugungskraft und damit die Wirksamkeit des Eingriffs. Dieser entspricht der allgemeinen medizinischen Vorstellung. Die Knorpelglättung im Knie etwa – ich habe davon bereits im Vorwort gesprochen – war viele Jahre erfolgreich und der Goldstandard bei der Behandlung von Knieschmerzen. Allerdings hat sie sich in Placebo-kontrollierten Studien *(against sham)* als an sich nicht wirksam herausgestellt. Sie war somit nichts anderes als Hightech-Schamanismus. Und die Wirksamkeit wurde und wird auch heute noch getragen von einer Glaubensgemeinschaft aus Patienten, Orthopäden und Öffentlichkeit.

Das Konzept der Knorpelglättung ist ebenso perfekt in unser naturwissenschaftliches Weltbild integriert wie die Geisterextraktion in die Kultur der Indigenen. Hüben wie drüben gelten strenge Regeln, wie die Heilung vorzunehmen ist. Die Knorpelfräse muss genauen Ansprüchen genügen. Der Arzt muss ein Medizinstudium absolviert haben. Bei dem medizinischen Eingriff ist Sterilität wichtig. Das zu behandelnde Körperteil und die chirurgischen Instrumente werden vor der OP ausgiebig desinfiziert und das OP-Team trägt Schutzmasken und sterile Kleidung. Analog dazu beeindruckt bei einem indigenen Stamm in Südamerika der Schamane die Stammesgemeinschaft vor dem Heilen durch ausgiebiges Erbrechen nach dem Genuss einer psychedelischen Pflanze. Das Reinigungsritual ist erforderlich, glaubt die Gemeinschaft, da der Schamane nicht mit einem »schmutzigen« Magen in die Geisterwelt reisen kann. Auch der Schamane hat in der Regel eine anspruchsvolle, oft sogar schmerzhafte Ausbildung durchlaufen. Seine Instrumente sind – in seiner Kultur plausibel – Krafttiere, Geister und Hilfsmittel für das Wahrsagen.

Damit kein Missverständnis aufkommt: Selbstverständlich bin auch ich von der prinzipiellen Richtigkeit der biomedizinischen Betrachtungsweise überzeugt. Sie beschreibt in weiten Bereichen zutreffend die physiologischen und pathologischen Vorgänge in unserem Körper. Medizinische Disziplinen wie Anatomie, Neurologie, Pharmakologie, Genetik oder Endokrinologie stützen sich gegenseitig mit ihren Erkenntnissen und ergeben eine kohärente und belastbare Architektur aus überprüfbaren Erklärungen. Doch ist dieser Begriffsapparat erstens nicht fehlerfrei, wie wir an den zahlreichen Fällen von Hightech-Schamanismus sehen können. Ganz offensichtlich ist es möglich, in der Anwendung dieses rationalen Begriffsapparates sehr plausible Behandlungsstrategien für medizinische Probleme zu entwickeln, die sich bei strenger Überprüfung als Nonsens entpuppen. So wie die endoskopisch durchgeführte Knorpelglättung bei Patienten mit Knieschmerzen. Dieser biomedizinische Zugang schützt also nicht vor Fehlern und er ist auch nicht vollständig, wenn wir das Potenzial zur Heilung von Krankheiten ausschöpfen wollen, das uns aufgrund unserer psycho-physischen Natur zur Verfügung steht.

3.3 Eminenzbasierte Medizin in Deutschland

Nur weil unsere medizinischen Vorstellungen in unserem kulturellen Kontext überzeugend wirken, müssen sie ja nicht richtig sein. In der angloamerikanischen Medizin gibt es seit über 20 Jahren verstärkt das Bestreben, auch chirurgische Eingriffe oder minimalinvasive Interventionen einer Überprüfung zu unterziehen. Bezeichnenderweise wurde im deutschsprachigen Raum bisher keine einzige derartige Studie durchgeführt. Offiziell wird ein solches kontrolliertes Studienmodell bei uns oft als unethisch hingestellt. Doch ich denke, der wesentliche Grund ist ein anderer: Die deutschsprachige Medizinkultur ist außerordentlich eminenzbasiert. Sie wird dominiert von Ärzten, die sich in ihrem überlegenen Expertenwissen sonnen. Hierzulande traut man sich oft nicht, operative Verfahren infrage zu stellen. Denn man würde ja diese überragenden Experten, die ihr Verfahren schon seit vielen Jahren und an Hunderten von Patienten und Patientinnen durchgeführt haben, möglicherweise bloßstellen. Junge Mediziner und Medizinerinnen, die einen solchen Affront planen, müssen hierzulande ernsthaft um ihre Karrieren fürchten.

Bei uns ist die Medizin eine weiße Bastion, in der immer alles richtig gemacht wird. Da lässt man keinen Zweifel aufkommen. Das könnte ja die Patienten am Ende noch verunsichern. Diese Haltung muss sich ändern. Ich finde Schamanismus in Form von Akupunktur oder Homöopathie akzeptabel, auch wenn ich die Konzepte nicht nachvollziehen kann. Denn diese Heiler helfen mit einer milden, ungefährlichen und kostengünstigen Intervention. Beziehungsweise mit der Suggestivkraft, die diese Intervention entfaltet. Hightech-Schamanismus ist im Gegensatz dazu oft außerordentlich teuer und immer mit einem gewissen Risiko der perioperativen Mortalität verbunden. Diese Beispiele von Hightech-Schamanismus sollte man, konsequenter als bisher geschehen, aufspüren und aus unserem Gesundheitssystem entfernen.

4. Kapitel: Medizingeschichte – Geschichte der Irrtümer

Um jedweden aktuellen kulturellen Kontext zu verstehen, ist es immer hilfreich, sich den historischen Weg zu betrachten, der zur aktuellen Situation geführt hat. Zum Verständnis des in der »aufgeklärten Welt« weithin ausgeübten Hightech-Schamanismus gibt die Geschichte der Medizin in diesem Sinne viele erhellende Hinweise.

Bis zum Ende des fünften vorchristlichen Jahrhunderts war die Heilkunde im antiken Abendland nicht weit vom Schamanismus entfernt. Krankheiten wurden im Wesentlichen als Strafe der Götter interpretiert. Und auch wenn sie nicht göttlichen Ursprungs waren, so hatten sie übernatürliche Gründe und konnten durch Götter geheilt werden. Folgerichtig waren die Tempel die richtigen Orte für die Heilrituale. Allen voran die Asklepios-Tempel etwa in Epidauros, Athen, Pergamon oder auf Kos. Die Ruinen des Tempelkomplexes in Epidauros auf der Peloponnes habe ich als Jugendlicher besucht. Sie sind auch heute noch eine beeindruckende Anlage mit Tempel, Altar und Behandlungszimmern. Asklepios, ein Sohn Apollons, ist der (Halb-)Gott der Heilkunst. Er wird typischerweise mit dem Asklepios-Stab (Äskulap-Stab) mit der sich darum windenden Natter dargestellt, der immer noch als Symbol der Apotheken und generell in unserem Gesundheitssystem als Heilsymbol in Gebrauch ist.

Ethnologen grenzen diese Heilform der »theurgischen« Medizin von der schamanischen Heilkunst ab, weil hier Götter die Adressaten der Heilrituale sind und nicht Geister. Doch beiden gemeinsam ist die Vorstellung, dass übernatürliche Kräfte für die Entstehung wie für die Heilung von Krankheiten verantwortlich sind. Beide Konzepte versuchen nicht, Krankheiten aus körperlichen Vorgängen heraus zu verstehen. Aber zweifellos waren auch die Priesterärzte der theurgischen Medizin von der Richtigkeit ihres Krankheitskonzepts und ihrer Heilstrategie überzeugt. Schließlich befand sich ihre Vorstellung in Einklang mit der allgemeinen Weltsicht einer polytheistischen Kultur, in der die Götter weitgehend die Verhältnisse auf der Erde bestimmten. Heute würden wir allerdings sagen, dieses Krankheitsverständnis war ein Irrtum, und würden die damals sicherlich vorhandenen Heilwirkungen der religiösen Rituale dem Placebo-Effekt zuschreiben.

4.1 Hippokrates und die Humoralpathologie

Hippokrates von Kos (ca. 460–370 v. Chr.) bewirkte eine Zeitenwende in der Geschichte der Heilkunst. Er ist der bedeutendste Arzt der Antike und gilt als Vater der Medizin, wie wir sie verstehen. Denn er definierte den Arzt, der mit Vernunft nach den Ursachen und Behandlungsmöglichkeiten von Krankheiten auf der Ebene des Körperlichen sucht, gegen die bis dahin dominierenden Priesterärzte als die eigentlich zuständige medizinische Instanz. Natürlich spielten die Priesterärzte auch noch für weitere Jahrhunderte eine wichtige Rolle in der Heilkunst der Antike. Ärzte und Priesterärzte arbeiteten bis in die Spätantike in den Asklepios-Tempeln oft Hand in Hand. Dennoch gilt Hippokrates mit seinem selbstbewussten Vorstoß als Begründer der sich aus dem religiösen Kontext emanzipierenden, »wissenschaftlichen« Medizin. Die von ihm begründete und von Nachfolgern wie dem griechischen Arzt Galen (ca. 130–200 n. Chr.) weiterentwickelte Humoralpathologie (Säftelehre) war über mehr als zwei Jahrtausende – bis ins 19. Jahrhundert hinein – die vorherrschende medizinische Theorie in der westlichen Welt.

In der Humoralpathologie bestimmen die vier Körpersäfte schwarze Galle, gelbe Galle, Blut und Schleim den gesundheitlichen Zustand des Menschen. Die vier Säfte sind überhaupt die Grundbausteine, die vier Elemente, aus denen der Körper aufgebaut ist. Die Säfte werden nach dieser Vorstellung über Blut und Nerven im Körper verteilt und müssen im richtigen Verhältnis zueinander stehen. Krankheiten entstehen aus einem Ungleichgewicht der Säfte oder aus der Verdorbenheit einzelner Säfte. Folglich bestand die ärztliche Strategie überwiegend in dem Versuch, überflüssige oder verdorbene Säfte auszuleiten – durch Schröpfen, Aderlass oder andere abführende Maßnahmen.

Auch die Säftelehre war im antiken Griechenland eingebettet in die Denktradition ihrer Zeit und bezog daraus ihre Plausibilität. Korrespondierten doch ihre vier Säfte mit den vier Grundelementen, aus denen sich alle Materie zusammensetzen sollte: Feuer, Erde, Wasser und Luft, die spätestens mit dem Philosophen Empedokles (ca. 495–435 v. Chr.) Eingang in den Kanon der Welterklärung fanden. Der Philosoph Zenon (ca. 490–430 v. Chr.) ordnete diesen Elementen die Qualitäten heiß, kalt, feucht und trocken zu. Entsprechend wurden den vier Säften in der Humoralpathologie die Qualitäten warm und feucht, kalt und feucht, warm und trocken und kalt und trocken zugesprochen. Krankheitsbegleitende Phänomene wie Fieber oder Schweißausbrüche wurden so mit den entsprechenden überschießenden Säften erklärt. Heute mögen diese Ordnungssysteme naiv und märchenhaft anmuten. Aber sie sind ein früher Vorläufer unseres Systems der Elemente und damit tatsächlich ein enormer Fortschritt an Rationalität gegenüber Theorien, die in einer mythisch konstruierten Götterwelt die Erklärungen für die Phänomene der irdischen Wirklichkeit, inklusive der Krankheiten, sehen.

Der Aderlass

Der Aderlass, die wohl bekannteste Therapie der humoralpathologischen Schule, hat in der langen Zeit, in der er das Mittel der Wahl in der medizinischen Behandlung war, sicher Tausende Todesopfer gefordert. Das bekannteste war der erste Präsident der Vereinigten Staaten Georg Washington (1732–1799). Er litt an einer ernsthaften Kehlkopfentzündung. Seine drei Leibärzte stimmten überein, dass der Aderlass die richtige Behandlungsform für die Entzündung sei, und nahmen ihm in vier Sitzungen fast die Hälfte seines Blutvolumens ab. Außerdem – ebenso humoralpathologisch motiviert – behandelten sie ihn aggressiv mit Abführmitteln, was zusätzlich zur Schwächung durch den Blutverlust zu einer Dehydrierung führte. Georg Washington wurde wahrscheinlich durch die Behandlung nach der Säftelehre zu Tode therapiert. Die Humoralpathologie und vor allem der Aderlass waren wohl bisher die langlebigsten und folgenschwersten Irrtümer in der Medizingeschichte. Diese Theorie zur Entstehung und Behandlung von Krankheiten wurde erst in den 1850er-Jahren endgültig durch ein neues Krankheitskonzept ersetzt: durch die Zellularpathologie von Rudolf Virchow (1821–1902), der als einen Ursprung der Krankheiten Entgleisungen der normalen physikalischen und chemischen Funktionen der Zelle erkannte.

4.2 Galen und sein großes medizinisches System

Wenn man Hippokrates trotz all seiner Irrungen als den Vater der wissenschaftlichen Medizin bezeichnen kann, so ist der bereits erwähnte Galen der medizinische Übervater. In seinem Geburtsort Pergamon befand sich das zu seiner Zeit berühmteste Heiligtum des Asklepios, in dem Kranke von Priestern und Heilkundigen behandelt wurden. Galens Vater Nikon war Architekt und Mathematiker und machte seinen

Sohn früh mit den Schriften des Naturforschers und Philosophen Aristoteles (384–322 v. Chr.) vertraut und unterrichtete ihn in Mathematik und Naturlehre. Nach einem Studium in Smyrna (heute Izmir in der Türkei) und einem Aufenthalt in Alexandria – einem der großen Zentren der Heilkunst in der Antike – und vielen weiteren Stationen seiner Bildungsreise arbeitete Galen als Sport- und Wundarzt und behandelte die Verletzungen von Olympioniken und Gladiatoren. Schließlich war er als Arzt überwiegend in Rom tätig und avancierte dort zu einem der gefragtesten Ärzte der Aristokratie und schließlich auch zum Leibarzt im Kaiserhaus. Sein Hauptwerk *Methodi Medendi* (Die Methoden des Heilens) besteht aus 16 Büchern und war 1500 Jahre lang die Bibel der abendländischen Medizin.

Galen entwickelte ein komplexes medizinisches Gedankengebäude, in dem er die Lehre der vier Elemente (Wasser, Erde, Feuer, Luft) eng mit der Viersäftelehre der Humoralpathologie verknüpfte. Die vier Primärqualitäten der Säfte, warm und feucht, kalt und feucht, warm und trocken und kalt und trocken, bereicherte er um die Geschmacksqualitäten der Körpersäfte: Blut – süß, Schleim – salzig, gelbe Galle – bitter, schwarze Galle – sauer und scharf. Wie bei Hippokrates ging es auch in Galens Behandlungskonzept für Krankheiten darum, das gestörte Gleichgewicht der Säfte wiederherzustellen beziehungsweise verdorbene Säfte auszuleiten. Die Störung des Gleichgewichtes zeigte sich in einer Durchfeuchtung, Erhitzung, einem Erkalten oder einem Austrocknen der betroffenen Körperteile. Bei der Behandlung wurde versucht, die jeweils entgegengesetzte Primärqualität etwa durch eine entsprechende Diät oder durch pflanzliche Heilmittel einzusetzen. Ein ausgesprochen plausibles Konzept, das wir mit den kalten Umschlägen zum Senken des Fiebers noch heute anwenden.

Die Einheit von Leib und Seele

Eine herausragende Leistung Galens war es, die physische Betrachtungsweise von Krankheiten um eine psychische Konzeption zu bereichern. So schrieb er den vier Körpersäften vier Temperamente zu, die wir noch heute – unabhängig von den Vorstellungen der Humoralpathologie – in Gebrauch haben. Dem Blut (lateinisch *sanguis*) ordnete er ein heiter aktives Temperament zu und nannte diesen Typ den Sanguiniker. Der aus dem Gehirn stammende weiße Schleim (griechisch *phlégma*) stand für Passivität und Schwerfälligkeit und kennzeichnete den Phlegmatiker. (Eine interessante Aussage, finden Sie nicht?) Die schwarze Galle (griechisch *melania cholé*) war mit Schwermut und Traurigkeit verknüpft – eben mit Melancholie. Und die gelbe Galle (griechisch *cholé*) war verbunden mit Reizbarkeit und Erregbarkeit. Zu viel gelbe Galle zeigte sich im Temperament des Cholerikers. Galen sah den Menschen als Leib-Seele-Einheit. Heute würden wir sagen ganzheitlich. Gesundheit hatte eine physische und eine psychische Komponente, und beide Bereiche konnten in den jeweils anderen hinüberwirken. Ein Konzept, das die wissenschaftlich orientierte Medizin unserer Zeit erst vor wenigen Jahrzehnten wiederentdeckt hat.

Galen entwickelte auch einen umfangreichen pharmakologischen Apparat. Kerngedanke war, Pflanzen oder Rezepturen zu verwenden, die mit ihren entgegengesetzten Primärqualitäten hemmend gegen überschießende Säfte/Primärqualitäten bei den Kranken wirken. Oder die bei einem Säftemangel mit der entsprechenden Primärqualität unterstützend arbeiten. In seinen Schriften finden sich auch genaue Vorgaben, wie die Medikamente herzustellen sind. Für dieses Formulieren der Arznei hat sich in der Pharmakologie bis heute der Begriff Galenik erhalten.

Das medizinische Konzept von Galen war so schlüssig, so umfangreich und so überzeugend mit der lange Zeit herrschenden naturwissenschaftlichen Vorstellung verflochten und es war rhetorisch so brillant vorgetragen, dass über 1400 Jahre niemand es wagte, Zweifel daran anzumelden. Natürlich war das Mittelalter auch nicht unbedingt die Epoche des kritischen Forschergeistes. Es war eher geprägt vom Glauben an Autoritäten und der pflichtschuldigen Übermittlung ihres Wissens – seien es Kirchenväter, griechische Philosophen oder eben der Übervater der Medizin, Galen. Kein gutes Klima auf jeden Fall für Entwicklung und Fortschritt.

Galens offensichtliche Fehler

Galen hatte zum Erkenntnisgewinn auch umfangreiche anatomische Studien betrieben, allerdings nur an Tieren,[24] vornehmlich an Hunden, Schweinen und Affen. Die so erworbenen Erkenntnisse übertrug er allerdings zum Teil fehlerhaft auf den Menschen. Auf diese Fehler wies der bedeutende Anatom Andreas Vesalius (1514–1564), der Autor des epochalen anatomischen Atlanten *De humani corporis fabrica* (Wie der menschliche Körper gemacht ist) aus dem Jahr 1543, hin. Und Galens falsche Vorstellung, der Blutstrom entspringe der Leber und führe von dort in die Peripherie des Körpers, wurde von William Harvey (1578–1657), dem Entdecker des Blutkreislaufes, widerlegt. Auch Paracelsus (1494–1541), dessen medizinische Sichtweise stark von Astrologie und Alchemie geprägt war, kritisierte Galens mächtiges humoralpathologisches Denkgebäude. Doch erst Mitte des 19. Jahrhunderts verlor die Säftelehre durch neue wissenschaftliche Erkenntnisse ihre Vormachtstellung in der abendländischen Medizin.

4.3 Paracelsus

Kommen wir jetzt zu einem der bedeutendsten Ärzte im Europa der Frühen Neuzeit. In der Wissenschaft herrschte damals Aufbruchstimmung. Die Prüfung der Natur mittels Experiment, das Auffinden mathematischer Regelhaftigkeit in vielen Naturvorgängen trug dazu bei, dass metaphysische Konzepte zur Erklärung der Welt an Überzeugungskraft verloren. Doch noch für Jahrhunderte sollten traditionelle Erklärungsmodelle wie die Astrologie oder die Alchemie großen Einfluss auf das Denken der Menschen haben. So wie es auch bei Theophrastus Bombast von Hohenheim – besser bekannt als Paracelsus – der Fall war.

Paracelsus betrachtete die Medizin seiner Zeit mit Misstrauen und wagte es, sich der von Hippokrates und Galen so wirkungsmächtig etablierten Säftelehre entgegenzustellen. Stattdessen war er überzeugt, dass die Alchemie den richtigen Weg zur echten Heilkunst/Pharmazie wies. Die Alchemie war die Lehre von den Eigenschaften der Stoffe und deren Reaktionen und damit die Vorgängerin der modernen Chemie.[25] Sie wurde auch »Scheidekunst« genannt, weil das Zerlegen komplexer Substanzen in Ausgangsstoffe ihre zentrale Technik darstellte. Feuer war bei dieser Technik ein wichtiges Instrument. Schon in der Antike hatten sich bedeutende Denker wie Empedokles oder Demokrit mit Alchemie beschäftigt. Dabei war der Versuch, unedle Stoffe in Gold zu verwandeln – die Transmutation – nur eines von vielen Forschungszielen. Bereits seit der Antike ging es vielen Alchemisten auch um die Herstellung der Panazee (Panacea), eines Allheilmittels, das gegen alle Krankheiten wirken sollte. Panakeia war in der griechischen Mythologie eine Tochter des Asklepios und die Verkörperung der Heilkunst. Paracelsus wollte die Grundgedanken der Alchemie zur Herstellung von spezifischen Pharmazeutika verwenden und führte dafür die Bezeichnung Spagyrik ein (aus griechisch *spao,* »ich trenne«, und *ageiro,* »ich vereinige«).

Zwei Elementen kam in der klassischen Alchemie besondere Bedeutung zu: dem Schwefel und dem Quecksilber. Vermutlich waren es die außergewöhnlichen ästhetischen Eigenschaften dieser Stoffe – der langsam mit einer effektvollen Rauchentwicklung verbrennende, dabei intensiv riechende Schwefel und das schon bei Zimmertemperatur fließende, edel glänzende Quecksilber –, von denen sich die Alchemisten bezaubern ließen. Beide Stoffe wurden in der Alchemie als »Prinzipien« der Umwandlung begriffen. Dabei stand das Prinzip Schwefel für Feuer und Luft während Quecksilber auf Erde und Wasser bezogen war. Womit wir wieder die vier Elemente des griechischen Philosophen Empedokles beisammenhätten, an die auch Paracelsus glaubte, die er aber nicht für so grundsätzlich wie die Prinzipien der Alchemie hielt. Paracelsus fügte für seine Spagyrik ein drittes Prinzip hinzu: das Salz. Das Formbildende, das Verfestigende. Krankheiten waren in der Vorstellung von Paracelsus Fehlfunktionen im Zusammenwirken der drei Prinzipien. Der streng gläubige Katholik leitete die Forderung nach der Existenz eines dritten Prinzips aus der Dreifaltigkeit Gottes ab.

Wie wirken die spagyrischen Prinzipien?

Die Schriften des Arztes, Naturforschers und Philosophen sind nicht immer einheitlich in ihren Aussagen. Einmal setzt Paracelsus auch die Dreiheit Geist, Seele und Körper mit den »Prinzipien« Quecksilber, Schwefel und Salz gleich. Letztlich sind die drei Prinzipien der Spagyrik nicht unähnlich den vier Grundelementen in der Naturphilosophie des Empedokles. Paracelsus war der Auffassung, Gott hätte alles in der Welt aus den drei Prinzipien erschaffen. Die Wirkweise der alchemistischen Prinzipien oder auch der humoralpathologischen Primärqualitäten ist aus einer heutigen naturwissenschaftlichen Weltsicht nicht mehr ganz leicht nachzuvollziehen. Für uns sind Elemente (wir haben 94 natürliche Elemente auf der Erde) gekennzeichnet durch die Anzahl der Protonen im

Kern, der entsprechenden, zum Ladungsausgleich führenden Besetzung der Orbitalbahnen mit Elektronen und mit sich daraus ergebenden, eindeutigen elektromagnetischen Charakteristiken, die sich vor allem im Bindungsverhalten der Elemente – in der Chemie – widerspiegeln.

Analog dazu sind in der biomedizinischen Sichtweise die pharmazeutischen Wirkungen von Molekülen häufig ein Ergebnis ihres Bindungsverhaltens an Rezeptorstrukturen von Zellen, die ihrerseits mit der physiologischen Regulation der Zellen verknüpft sind. Es gibt natürlich noch weitere pharmazeutische Wirkprinzipien. Aber allen gemeinsam ist, dass wir sie unter dem Paradigma der Maschine verstehen können. Letztlich sind es mechanistische Abläufe, die sich uns nachvollziehbar darbieten oder bei denen wir davon ausgehen, dass wir ihre Wirkung in Zukunft nach diesem mechanistischen Modell erklären können.

In der antiken Medizin bis weit in die Neuzeit hinein wirkten hingegen Qualitäten von Grundsubstanzen auf die Qualitäten von Krankheiten ein. Keine mechanistischen Abläufe, kein maschinenartiges Miteinander oder Gegeneinander biologischer Strukturen: Bei Paracelsus treten Wesenheiten gegen Wesenheiten an. Und während in der Säftelehre, wenn »pharmazeutisch« gearbeitet wurde, in der Behandlung meist gegensätzliche Qualitäten aufeinandertrafen, behandelte das spagyrische System »Gleiches mit Gleichem«. Eine Vorstellung, die gemeinhin mit Samuel Hahnemanns Homöopathie verbunden wird, die aber tatsächlich auch schon von Hippokrates formuliert worden war.

Wirkung: Physisch oder spirituell?

Diese Qualitäten werden in verschiedenen Schulen in Bezug auf die Zuordnung zu Geist und Materie unterschiedlich interpretiert. So kann feucht und warm physikalisch gemeint sein, aber ebenso einen geistigen/seelischen Charakter haben. Im ersten Fall nähert sich das Wirkprinzip schon stark unserer mechanistischen Anschauung, im zweiten Fall – wie es bei Paracelsus und seinen meist mineralischen Rezepturen eher der Fall war – würden wir es vielleicht spirituell oder magisch nennen. Aber über Jahrtausende bedeutete Magie ja nicht Hokuspokus, sondern wurde als eine ernst zu nehmende Technik angesehen. So hatten auch die vornaturwissenschaftlichen Denker und Ärzte mit ihren uns abenteuerlich anmutenden Konzepten immer das Gefühl, fest auf dem Boden der Tatsachen zu stehen.

Das medizinische Werk von Paracelsus ist ein Kosmos, in dem Religion, Astrologie, Schicksal, Gift und Geister als Haupteinflüsse bei der Entstehung von Krankheiten miteinander in Beziehung gesetzt werden. Seine Schriften hatten bei Weitem nicht die Auswirkung des galenischen Denkgebäudes. Doch formierte sich über mehr als ein Jahrhundert eine Gefolgschaft von Ärzten, die sich als Paracelsisten bezeichneten. Eines der wichtigsten Argumente, das sie für die Spagyrik ins Feld führten, war die Herleitung des Drei-Prinzipien-Ansatzes aus der Dreifaltigkeit Gottes. Sie waren der Überzeugung, damit sei dieses christlich geprägte System dem heidnischen Denkmodell der Säftelehre überlegen. Beide Ansätze wurden in der sich immer stärker naturwissenschaftlich orientierten Entwicklung der Medizin spätestens im 19. Jahrhundert als Irrtümer verworfen.

4.4 Mesmers magnetisches Fluidum

Franz Anton Mesmer (1734–1815), der in Wien zunächst als Arzt arbeitete, entwickelte eine Krankheits- und Behandlungstheorie, die aus heutiger Perspektive besonders exotisch erscheint: den Animalischen Magnetismus, auch Mesmerismus genannt. Nach dieser Vorstellung ist der Körper durchflutet von einem magnetischen Fluidum, das, wenn es nicht ungestört fließen kann, zu Stauungen führt, die sich in physischen und psychischen Erkrankungen niederschlagen können. Diese Stauungen des ätherischen Lebensstoffs konnten medial begabte Heiler durch streichende Handbewegungen über der Körperoberfläche der Erkrankten auflösen.

Wiederum hilft es, das naturwissenschaftlich-philosophische Umfeld dieser Theorie auszuleuchten, um zu erkennen, dass auch dieses Konzept zu seiner Zeit für viele Menschen eine hohe Plausibilität besessen haben muss. Das 18. und das frühe 19. Jahrhundert unternehmen aus unserer Sicht zum Teil noch recht unbeholfene Gehversuche in den Naturwissenschaften. Vor allem von den deutschen Naturphilosophen werden viele der von uns heute als physikalische Prozesse begriffene Vorgänge nicht als materielle, sondern als geistig-seelische Vorgänge betrachtet. Das Licht, die Elektrizität, Gravitation und Magnetismus waren in diesem Sinne geheimnisvolle geistige Erscheinungen. Zudem lehnt sich Mesmers Idee vom magnetischen Fluidum an eine traditionsreiche vitalistische Theorie an, deren Geschichte bis zu Aristoteles reicht. Die Vitalisten sehen in der *vis vitalis*, der Lebenskraft, die immaterielle Grundlage alles Lebendigen.

Die Gravitation und die Liebe

Eine Quelle für Mesmers Vorstellung vom magnetischen Fluidum dürfte auch beim bekanntesten Universalgelehrten des 17. Jahrhunderts, Athanasius Kircher (1602–1680), zu finden sein. Der Jesuitenpater hatte in seinem Werk *Magnes* (1642) neben dem mineralischen schon den animalischen Magnetismus beschrieben. In seiner Abhandlung zeigt sich auch ganz deutlich, wie sehr in der damaligen Vorstellungswelt Kräfte, die wir heute völlig unterschiedlichen Kategorien zuordnen, als zur selben Kategorie gehörend angesehen wurden. So behandelte Kirchner neben mineralischem und animalischem Magnetismus auch die Gravitation und die Liebe! In allen vier Fällen ging es ganz offensichtlich um Anziehungskräfte. Man dachte in dieser Zeit noch an die Wirkung von Prinzipien und Qualitäten, nicht an die Wechselwirkung von Maschinen und physikalischen Kräften. Und ich halte es nicht für ausgeschlossen, dass diese Denkweise – vielleicht in veränderter Form – in einer zukünftigen Suggestivmedizin wieder stärker an Bedeutung gewinnen könnte. Womöglich ist unsere Psyche ja eher für eine Auffassung von Wesenheiten und Qualitäten ausgelegt als für ein Operieren mit Maschinen.

Warum? Weil wir mit mechanistischen Vorstellungen wesentliche Elemente unserer Welt offenbar nicht erschließen können. Ich durfte in den vergangenen 20 Jahren zahlreiche wissenschaftliche und populärwissenschaftliche Veranstaltungen moderieren. Unter anderem zehn Jahre lang den Wissenschaftsmarkt der Mainzer Johannes Gutenberg-Universität. Immer wieder habe ich bei diesen Gelegenheiten Physiker gefragt, was Magnetismus eigentlich ist. Keiner konnte es mir erklären! Selbst wenn man das Phänomen bis in den Quantenkosmos bis zum Spin der Quarks verfolgt, hat man den Magnetismus zwar zerlegt, aber nicht verstanden. Oder die Anziehungskraft: Einstein hat Gravitation als Krümmung des Raums interpretiert. Eine Vorstellung, die experimentell vielfach brillant bestätigt wurde. Aber wie krümmt Masse den Raum? Wie macht sie das? Was ist das für ein Raum, den man krümmen kann? Niemand hat hierfür eine Erklärung unter dem Paradigma der Maschine. Ich hoffe, Sie denken nicht, jetzt schweift er aber etwas ab. Nein, dieser Gedanke ist ein zentraler Gedanke.

Ich bin überzeugt davon, dass es hilfreich sein kann, in der Naturwissenschaft und auch in der Medizin in Zukunft wieder mehr mit qualitativen Vorstellungen zu arbeiten. Den Erfolg des Schamanismus und die Wirksamkeit des Placebos kann man unter dem Maschinenparadigma nicht restlos begreifen. Unsere Medizin wird sich in dieser Beziehung weiterentwickeln (müssen). Dazu noch einmal der Satz von Moermann zum Placebo-Effekt: »Placebos sind aus Worten und Ritualen gemacht, aus Symbolen und Bedeutungen.« Nicht aus Maschinen.

Das magnetische Fluidum und Mesmers Ausstrahlung

Zurück zu Mesmer: Bereits in seiner medizinischen Dissertation *Über den Einfluss der Planeten auf den menschlichen Körper* postulierte er ein subtiles physisches Fluidum, das für die Anziehungskraft der Planeten untereinander verantwortlich sein sollte.[26] Dieses das ganze All durchströmende Fluidum wurde als magnetisches Fluidum zum Ziel seiner ärztlichen Kunst. Zunächst hatte Mesmer wie zur gleichen Zeit auch der Arzt und Jesuitenpater Maximilian Hell (1720–1792) mit einem Magneten zur Behandlung der pathologischen Stauungen des magnetischen Fluidums im Körper seiner Kranken gearbeitet. Um 1772 war er aber zu der Überzeugung gekommen, dass er selbst durch seine »Ausstrahlung« Einfluss auf das magnetische Fluidum seiner Patienten nehmen könne.

Die Behandlungen, die Mesmer oft in Anwesenheit eines Publikums durchführte, müssen sehr effektvoll gewirkt haben, da er als magnetischer Therapeut seine Patientinnen zunächst in eine »magnetische Krise« führen musste, um die Stockungen des Fluidums gänzlich aufzulösen und anhaltende Heilung hervorzurufen. Krämpfe, Ekstasen, Schreie waren bei den Heilungen keine Seltenheit und ihre kathartische Wirkung sicher ein großer Beitrag zum unbestrittenen Erfolg seiner magnetischen Kuren.

In Wien hatte Mesmer das medizinische Establishment gegen sich. Allerdings lässt sich vermuten, dass nicht ausschließlich wissenschaftliche Gründe für diese Ablehnung verantwortlich waren. Sicher gab es auch Neid. Denn Mesmer hatte mit seiner Methode in seinem eigens für das

Mesmerisieren gegründeten Hospital großen Erfolg. Doch die medizinische Fakultät konnte die Kaiserin Maria Theresia dazu bewegen, eine Expertenkommission einzusetzen, die seine Methode überprüfen sollte. Das Urteil war vernichtend. Mesmer musste sich daraufhin ein neues Umfeld suchen und zog 1778 nach Paris. Dort erging es ihm ähnlich wie in Wien. Die akademische Medizin brandmarkte ihn als Scharlatan, die aristokratische Gesellschaft und das wohlhabende Bürgertum gab sich seinen Magnetkuren allerdings mit Begeisterung hin. Mesmer verbreitete seinen Behandlungsansatz über seine Gesellschaft für Harmonie in ganz Frankreich.

Doch der Widerstand der akademischen Medizin hatte Erfolg. 1784 kam eine hochrangig besetzte königliche Kommission (unter anderem mit Benjamin Franklin und Antoine Laurent de Lavoisier) zu dem Schluss, dass Mesmer keine überzeugende Argumentation für die medizinische Wirksamkeit seiner Methode vorlegen könne. So hatte sich gezeigt, dass es genügte, den Patienten die Augen zu verbinden, um den magnetischen Heileffekt als (Auto)Suggestion zu entlarven: Mit offenen Augen spürten die Patienten die Manipulation ihres Fluidums unter den Händen des Heilers. Wenn sie mit Augenbinden den suggestiven Gesten des Behandlers nicht mehr folgen konnten, lokalisierten sie den magnetischen Zugriff irgendwo zufällig in ihrem Körper. Eine Variation der Prüfung bestand darin, den Patientinnen zu erklären, der Magnetiseur arbeite hinter einem Vorhang vom Nebenraum aus. Die Wirkung stellte sich dabei unabhängig davon ein, ob der Heiler da war oder nicht. Bestimmend war, ob die Versuchspersonen glaubten, der Heiler wäre aktiv.

Wirkprinzip Suggestion

Vorzeichen der Französischen Revolution veranlassten Mesmer dazu, in sein Vaterland zurückzukehren. Seine große Zeit als Magnetiseur war damit vorbei. Lediglich in der stark naturphilosophisch beeinflussten Romantik des beginnenden 19. Jahrhunderts erlebte der Mesmerismus eine kurze Renaissance. Doch beeinflusste Mesmer Sigmund Freuds (1856–1939) Psychoanalyse sowie die Hypnose- und die Suggestionstherapie von Émile Coué (1857–1926). So schrieb Coué in seinem 1925 erschienenen Buch *Die Selbstbemeisterung durch bewusste Autosuggestion* über die Fähigkeit des Menschen, aus seinem Psychischen in sein Physisches hineinzuwirken: »Nicht unser Wille, sondern unsere Einbildungskraft, die Fähigkeit, sich etwas glauben zu machen, ist die bedeutsamste Eigenschaft in uns.« Darauf werden wir noch zurückkommen.

Ein grundlegendes Problem bei dieser medizinischen Herangehensweise ist: Weder mit Psychoanalyse noch mit Hypnose oder Suggestionstherapie lassen sich industrielle Interessen befriedigen. Suggestion kann ohne Medikamente und ohne Apparate Heilerfolge erzielen. Vielleicht ist dies mit ein Grund dafür, warum Mesmer und sein Konzept vom animalischen Magnetismus in der Medizingeschichte in der Regel lediglich als Paradebeispiel für einen schillernden Irrweg gelten. Sicher, animalischer Magnetismus und das Mesmerisieren ist irrational und hat keine Basis im Sinne einer nachgewiesenen medizinischen Wirkung unter dem wissenschaftlichen Paradigma der Maschine. Doch die – auch von den Gegnern des Mesmerismus zugestandene – Wirksamkeit der Behandlungen von Franz Anton Mesmer sollte in meinen Augen ein Nachdenken darüber befördern, inwieweit suggestive Praktiken in der Medizin der Zukunft einen bedeutenderen Platz einnehmen könnten.

4.5 Der Sieg der Naturwissenschaft

Wir nähern uns der Gegenwart. Natürlich hat die naturwissenschaftliche Medizin, die im Laufe des 19. Jahrhunderts die Humoralpathologie (die Säftelehre) ersetzte, zahlreiche Wurzeln unter anderem in Philosophie, Anatomie und Naturforschung. Die wichtigste historische Rahmenbedingung stellt, wie schon angedeutet, die Aufklärung dar. Ein wissenschaftlich-philosophisches Denkmuster der Neuzeit, das sich nicht mehr mit der Hörigkeit gegenüber der Bibel und den Autoritäten der klassischen Antike abfinden wollte. In diesem Zusammenhang kommt dem englischen Philosophen Francis Bacon (1561– 1626) besondere Bedeutung zu.

Empirie – fortschreitender Erkenntnisgewinn durch Erfahrung

Eine seiner wichtigsten Forderungen war die nach dem Empirismus, der die auf Erfahrung und Wahrnehmung beruhende Erkenntnis den spekulativen Konstruktionen von Wirklichkeit gegenüberstellte. Demnach sei es die Aufgabe der Wissenschaft, zunächst nach dem Ursache-Wirkungs-Prinzip Zusammenhänge zu entdecken, die dann in Experimenten mit definierten Rahmenbedingungen überprüft werden sollten. Er führte dazu das Verfahren der Falsifikation (die Überführung falscher Vorstellungen) ein. Wenn sich ein Denkansatz im Experiment als falsch erwiesen hatte, sollte die Ausgangsvorstellung, die Prämisse, geändert und erneut im Experiment überprüft werden. Was sich uns heute als eine Selbstverständlichkeit darstellt, ist tatsächlich ein neues Denkmuster, das die Wasserscheide zwischen Mittelalter/Antike und der Neuzeit markiert.

Bacon wandte sich damit gegen die im Mittelalter in Philosophie und Wissenschaft vorherrschende Strategie der Scholastik (lateinisch *schola*, »Schule«), die, oft religiös motiviert, in theoretischen Erörterungen und spitzfindigen Diskussionen zur Erkenntnis der wahren Verhältnisse vorstoßen wollte. Für die Scholastiker war alles, was der Mensch wissen kann, bereits in der Bibel und in den Texten der großen Gelehrten der

Antike – in der »Schule« – enthalten. Bacon dagegen begriff Wissenschaft als einen immer weiter fortschreitenden, kumulativen Prozess von Versuch und Irrtum, in dem sich nach und nach die Kenntnis der Wirklichkeit vervollständigen sollte.

Einen kaum zu überschätzenden Beitrag in dieser Entwicklung stellte der Gebrauch wissenschaftlicher Instrumente dar. Als herausragendes Beispiel dafür wird häufig der niederländische Naturforscher Antoni van Leeuwenhoek (1632–1723) genannt. Mit einer von ihm geheim gehaltenen und bis heute nicht restlos aufgeklärten Methode gelang es ihm, Glaslinsen herzustellen, mit denen er Objekte mikroskopisch mit einer bis zu 270-fachen Vergrößerung untersuchen konnte. Eine Auflösung, die nach ihm erst 150 Jahre später wieder erreicht wurde. Im Jahr 1685 war Leeuwenhoek der Erste, der in einem Wassertopfen wimmelnde Mikroben entdeckte, die er Animalcula (Tierchen) nannte. Er bereitete damit der Bakteriologie und den mikrobiologischen Arbeiten Robert Kochs den Weg und somit auch der Hygiene – einer der segensreichsten Entwicklungen der modernen Medizin.

Einsicht in den Mikrokosmos

Im 19. Jahrhundert vollzieht sich definitiv der große Umbruch in der Medizingeschichte. Hier findet der Übergang statt von zwar logisch strukturierten, letztlich aber mythischen und spekulativen Gedankengebäuden als Basis für die Heilkunst zu empirisch begründeten, naturwissenschaftlichen Prinzipien für die Medizin. Als paradigmatisch für diesen Prozess lässt sich die erschütternde Geschichte des Kindbettfiebers in dieser Zeit sehen. Ende des 18. Jahrhunderts wurde es in europäischen Großstädten üblich, große Gebärhäuser einzurichten, in denen Entbindungen, die Ausbildung der Hebammen und anatomische Vorlesungen zur Geburtsheilkunde parallel betrieben wurden.

In all diesen Gebärhäusern ergab sich dasselbe Bild: In den Abteilungen, in denen Ärzte und Studenten im Kreißsaal wirkten, lag die Sterblichkeit der Wöchnerinnen teils um ein Mehrfaches über der Sterblichkeit in den Abteilungen, in denen die Hebammen und ihre Schülerinnen sich um die Gebärenden kümmerten. Heute ist es nicht mehr nachzuvollziehen, dass der ungarische Geburtshelfer und Chirurg Ignaz Semmelweis (1818–1865) um 1847 zu den Ersten gehörte, die vermuteten, das die Ärzte Krankheitskeime von Frauen, die am Kindbettfieber verstorben waren und in den Vorlesungen zu Unterrichtszwecken seziert wurden, mit in den Kreißsaal trugen und damit die Gebärenden infizierten. Semmelweis wurde von vielen Ärzten für diese »ungeheuerliche Behauptung« angefeindet und als Nestbeschmutzer bezeichnet. Allgemein vertraten die Ärzte die Ansicht, schlecht belüftete Räumlichkeiten, Milchstau oder Menstruationsprobleme bildeten den Nährboden für Kindbettfieber.

Obwohl Semmelweis in einer Studie nachweisen konnte, dass durch konsequent durchgeführte Desinfektion der Ärzte die Sterblichkeit auf der Geburtsstation um den Faktor zehn gesenkt werden konnte, wurden seine Ergebnisse von führenden Ärzten seiner Zeit ignoriert. Das Konzept der Hygiene war bis dahin unbekannt und die Mediziner weigerten sich zu akzeptieren, dass sie nicht die Lösung, sondern die Ursache des Problems waren. Eine Arroganz, die in der westlichen Welt Tausende Frauen das Leben kostete. 1860 veröffentlichte Semmelweis das Buch *Die Ätiologie, der Begriff und die Prophylaxe des Kindbettfiebers*, in dem er seine Erkenntnisse detailliert darlegte. Doch er wurde weiterhin vom Großteil der Ärzteschaft nicht ernst genommen. Der Mann, der später als der »Retter der Mütter« bezeichnet wurde, erlebte es nicht mehr, dass seine Erkenntnisse sich in der Geburtsheilkunde durchsetzten.

Tatsächlich deutet vieles darauf hin, dass Semmelweis vom medizinischen Establishment seiner Zeit aus dem Weg geräumt und im Alter von

47 Jahren ermordet wurde. Semmelweis starb in einer psychiatrischen Klinik. Bei einer 1963 durchgeführten Exhumierung fanden sich zahlreiche Knochenbrüche an Händen, Armen und am Brustkorb. Zeichen einer massiven Einwirkung von körperlicher Gewalt, die die Aktennotiz aus der Klinik, wonach Semmelweis angeblich an einer Gehirnlähmung gestorben sei, wenig glaubhaft erscheinen lässt.

Im angloamerikanischen Sprachraum gibt es bis heute den Begriff des »Semmelweis-Reflexes«. Gemeint ist damit die unbegründete, reflexhafte Abwehr einer These, die dem etablierten medizinischen Gedankenmodell widerspricht. Bezeichnenderweise existiert dieser Begriff im deutschen Sprachraum nicht. Hier ist man bemüht, diese für lebensgefährliche ärztliche Ignoranz stehende Geschichte möglichst unter den historischen Teppich zu kehren.

Tödliche ärztliche Arroganz

Erst eine Ärztegeneration später, als sich auch bei chirurgischen Eingriffen langsam die Praxis der Desinfektion von Instrumenten und Patienten durchzusetzen begann, fand diese Maßnahme auch Eingang in die geburtsheilkundliche Praxis. Damit konnte die tatsächliche Ursache der Sepsis (Blutvergiftung), des Wundbrandes und des Kindbettfiebers – und damit die Ursache einer der tödlichsten medizinischen Probleme der Geschichte – naturwissenschaftlich erklärt, durch Vorsorge in ihrer Häufigkeit stark zurückgedrängt und letztlich mithilfe der Antibiotika auch erfolgreich behandelt werden.

Sehen wir uns noch einen weiteren »Helden« aus diesem Umbruch vom spekulativ-mythischen zum naturwissenschaftlich-empirischen Denken in der Medizin an. 200 Jahre nach Leeuwenhoek gelang Robert Koch (1843–1910) – ganz im Sinne von Francis Bacons Wertschätzung des Experiments – der Nachweis, dass die Lungenkrankheit Tuberkulose, an der damals jeder siebte Deutsche verstarb, durch ein Bakterium ausgelöst wurde. Koch nutzte die Tatsache, dass auch Meerschweinchen an Tuberkulose erkranken und sterben können, für einen der frühen systematischen Tierversuche in der Medizinforschung. Er hatte gesunde Meerschweinchen mit dem Gewebe von erkrankten Meerschweinchen infiziert. Und den Erreger in den erkrankten und nach der Übertragung auch in den neu infizierten Meerschweinchen nachgewiesen.

Neue Denkmuster etablieren sich

Es war ein Meilenstein der Medizingeschichte: Nach Robert Kochs historischem Vortrag über die »Ätiologie der Tuberculose« vor der Berliner Physiologischen Gesellschaft im März 1872 sei es im Saal still gewesen, wird berichtet. Den Anwesenden musste bewusst gewesen sein, dass sie Zeugen einer Zeitenwende in der Medizin geworden waren. Koch trug mit seinen Erkenntnissen zur Ursache der gefährlichsten Krankheit seiner Zeit dazu bei, dass sich ein neues medizinisches Denkmuster etablierte. Die über mehr als zwei Jahrtausende vorherrschende Theorie von der gestörten Balance der Körpersäfte als Erklärung für Krankheiten hatte ausgedient. Sie musste einer im Experiment und mittels instrumenteller Veranschaulichung darstellbaren mikrobiologischen Erklärung weichen. Die Hoffnungen auf ein Heilmittel gegen den Erreger erfüllten sich jedoch erst Jahrzehnte später. Der Misserfolg von Robert Kochs eigens entwickeltem Heilmittel Tuberkulin überschattete sein Werk zu seinen Lebzeiten schmerzlich.

Viele Namen könnten an dieser Stelle noch Erwähnung finden, die am Durchbruch der evidenzbasierten (wissenschaftlich bewiesenen) Medizin beteiligt waren. Louis Pasteur (1822–1895), der die Lehre von den krankheitserregenden Keimen mit seiner erfolgreichen Pasteurisierung – dem

Haltbarmachen von Lebensmitteln – stützte. Rudolf Virchow (1821–1902), der Mitte des 19. Jahrhunderts der Erkenntnis zum Durchbruch verhalf, dass gestörte Prozesse in der Physiologie der Zelle das wesentliche Muster eines Großteils der physischen Erkrankungen darstellten.

Aber uns geht es hier nicht um einen vollständigen Abriss der Medizingeschichte.

Dieser Streifzug durch die Geschichte der Medizin beziehungsweise der medizinischen Irrtümer sollte hauptsächlich eines deutlich machen: Zu jeder Zeit waren die vorherrschenden medizinischen Grundüberzeugungen und die daraus abgeleiteten Konzepte für die Ursachen und die Behandlung von Krankheiten eingebettet in die jeweils gültige »naturwissenschaftliche« und religiöse Sicht auf die Welt und besaßen so eine hohe Überzeugungskraft. So pflegten die Mediziner zu jeder Zeit die Einschätzung, sie verstünden die Gründe der Krankheiten und hätten rationale Konzepte für deren Behandlung. Auch wenn das rückblickend im Großen und Ganzen mitnichten der Fall war.

Mir war es auch wichtig zu zeigen, dass der heutige Status quo der Medizin – die weitgehend evidenzbasierte, also nach unseren Maßstäben wissenschaftlich begründete Herangehensweise – ein historisch relativ junges und bei Weitem noch nicht in allen Bereichen der Medizin konsequent umgesetztes Verfahren ist. Wir sind ganz sicher mit unserer naturwissenschaftlichen Erkenntnis und der (zum Teil) daraus abgeleiteten Medizin bedeutend besser über die tatsächlichen Verhältnisse im Körper orientiert als die Menschen früherer Jahrhunderte und Jahrtausende. Doch auch heute haben wir noch ungesicherte Behandlungskonzepte und Irrtümer in der Medizin. Das belegen beispielsweise die Ergebnisse von Studien, in denen chirurgische Verfahren *against sham* antreten und sich als an sich wirkungslos erweisen. Im folgenden Kapitel sollen einige Beispiele aus der gegenwärtigen Medizin diese Einschätzung stützen.

5. Kapitel: Orthopäden – Meister des Hightech-Schamanismus

Werfen wir einen Blick auf aktuelle medizinische Praktiken, die in Verdacht stehen, medizinisch an sich nicht wirksam zu sein. Wir beginnen mit der Orthopädie, weil es in dieser Disziplin häufig um die Behandlung von Schmerzen geht. Und in der Schmerztherapie – das haben wir im Placebo-Kapitel bereits gesehen – ist die Macht der Suggestion besonders groß. Im Jahr 2017 erschien in dem renommierten Fachjournal *Pain Medicine* der Übersichtsartikel »Sham Surgery in Orthopedics: A Systematic Review of the Literature«.[27] Also: »Schamanische Chirurgie in der Orthopädie: Eine systematische Prüfung der Literatur«. Solche systematischen Reviews gelten als die verlässlichsten Informationsquellen zu medizinischen Fragestellungen auf unserem Planeten.

Die Autoren der Reviews sichten alle relevanten Datenbanken seit ihrem Bestehen nach Studien, die sich um einen Beitrag zum jeweiligen medizinischen Problem bemühten. Das Studiendesign wird überprüft, um sicherzustellen, dass, wenn möglich, nur Studien in die Endauswertung kommen, die nach den höchsten wissenschaftlichen Standards durchgeführt wurden. In dem genannten veröffentlichten Review wurden nur Studien aufgenommen, die den beiden höchsten Qualitätsstandards entsprachen, also entweder mit »sehr gut« oder mit »exzellent« bewertet wurden.

Höchste Standards bedeutet in diesem Zusammenhang, dass es sich um randomisierte, kontrollierte Interventionsstudien handelt. Randomisiert ist eine Studie dann, wenn es zwei Studienarme gibt, auf die die Probanden zufällig verteilt werden. Das ist wichtig, damit in beiden Studienarmen die gleichen Ausgangsbedingungen herrschen. Und kontrolliert heißt, dass in einem der Arme nur ein Placebo gegeben wird beziehungsweise – in der Chirurgie – in einem Studienarm Schamanismus betrieben wird, also nur so getan wird, als ob eine Operation durchgeführt wird. Dabei ist es natürlich wichtig, dass die Probanden nicht wissen, in welcher Gruppe sie sich befinden. Die Studie ist dann verblindet. Idealerweise weiß auch das medizinische Personal, das die Studienteilnehmer nach dem Eingriff versorgt und die Studienergebnisse auswertet, bis zur Entblindung nicht, zu welchem Studienarm die Probanden gehören. Dann ist die Studie doppelblind. Interventionsstudien sind Studien, in denen die Intervention – das Medikament oder die Operation – im Rahmen der Studie angewendet wird. Das erscheint zunächst selbstverständlich. Aber es gibt auch Studien, in denen rückblickend die Ergebnisse von medizinischen Prozeduren bewertet werden, was die Fehleranfälligkeit dieser Studien deutlich erhöht.

In der Pharmazie seit Jahrzehnten Standard

Diese randomisierten kontrollierten Studien sind für die Zulassung von Pharmazeutika seit dem Contergan-Skandal, der 1961 aufgedeckt wurde, weltweiter Standard. In diesen Studien muss nachgewiesen werden, dass ein Medikament nicht schädlich ist und besser wirkt als ein Placebo. Es gibt Zigtausende dieser Studien für Pharmazeutika. Studien, in denen Chirurgie *against sham* antritt, gibt es dagegen nur ein paar Dutzend. Das hat sicher damit zu tun, dass ein biochemischer Eingriff in den Körper mit einem Medikament sehr viel unübersichtlicher ist und die Ergebnisse schwerer zu kalkulieren sind, im Vergleich zu einem Eingriff, bei dem sich ein Chirurg mit dem Skalpell an die Behandlung eines medizinischen Problems macht. Diese chirurgischen Reparaturarbeiten unter dem Paradigma der Körpermaschine folgen einer offensichtlichen Plausibilität. Wir haben allerdings im letzten Kapitel mehrfach gesehen, dass Plausibilität vom historischen Kontext abhängt und keine Garantie für die Richtigkeit einer medizinischen Konzeption ist.

In unserem Review im Fachjournal *Pain Medicine* wurden nach einem Ausleseprozess letztlich sechs qualitativ hochwertige Studien zu orthopädischen Eingriffen gegen schamanische Schein-Interventionen ausgewertet. Insgesamt waren 277 Studienteilnehmer eingeschlossen. Selbstverständlich waren alle diese Studien von Ethikkommissionen genehmigt worden und die Teilnehmer waren über das Studiendesign informiert. Sie können ja mal eine Schätzung anstellen, in wie vielen Fällen die echten Eingriffe den Scheinoperationen überlegen waren.

5.1 Bei Rückenschmerzen: Thermokoagulation der Bandscheibe

Unsere Wirbelsäule ist eine faszinierende Konstruktion mit im Wesentlichen zwei wichtigen Aufgaben: Sie ist zum einen mit ihrer Fügung aus Wirbelkörpern und stabilisierendem Bindegewebe die zentrale tragende Struktur bei uns Vertebraten. Sie umfasst und schützt zweitens mit ihrem Wirbelkanal das Rückenmark, also jenen Strang an Nervenfasern, der für die Reizleitung vom Kopf in den Körper und vom Körper in den Kopf zuständig ist. Das beinhaltet die Gefahr, dass die eine Funktion der anderen – also die Stützfunktion der Reizleitung – ins Gehege kommt. Genau das wird beim Bandscheibenvorfall weithin angenommen.

Während die Wirbelkörper aus kompaktem Knochen bestehen, werden die Bandscheiben, die als Puffer zwischen den Wirbelkörpern kleben, aus Faserknorpel gebildet. Die Bandscheiben haben einen zähen äußeren Faserring und einen weichen Gallertkern, der innerhalb des Faserrings seine Lage verändern kann und so hauptsächlich für die Biege-Beweglichkeit der Wirbelsäule sorgt. Der Faserring altert bedauerlicherweise, wird mit der Zeit spröde und kann Risse bekommen. Ein solcher Riss ermöglicht es dem Gallertkern, teilweise aus der Bandscheibe auszutreten und auf einen der Nerven zu drücken, die den Wirbelkanal in Richtung Körper verlassen. Der Druck auf den Nerv kann extremen Schmerz bewirken, im Volksmund als Hexenschuss bekannt. Hatten Sie schon einen? Ich schon. Ich konnte nur noch langsam krabbeln. Aufstehen war in der akuten Phase nicht möglich. Die Steigerung sind Lähmungen, weil die Reizleitung entlang des gequetschten Nervs nicht mehr richtig funktioniert.

Es gibt allerdings auch Hinweise, dass die Schmerzwahrnehmung im Inneren der Bandscheibe ihre Ursache hat. Denn in die Bandscheibe führen Nerven und sie besitzt Schmerzrezeptoren.[28]

Plausible Antischmerz-Strategie

Vor allem die Schmerzerklärung »Gallertkern drückt auf Nerv« führte zu der sehr plausiblen Strategie, das ausgetretene Material operativ zu entfernen. Eleganter ist es aber, mit einem 1997 entwickelten Verfahren minimalinvasiv durch eine Hohlnadel eine Sonde in die Bandscheibe einzuführen und eine elektrothermale Koagulation – also eine Elektrohitze-Verschrumpfung – durchzuführen. Dabei schmort der Gallertkern zusammen und der Druck auf den Nerv wird im Idealfall aufgehoben. Ein Konzept, das überzeugt, auch wenn es auf den ersten Blick ein wenig rabiat erscheint. Aber die Alternative wäre ein chirurgisches Vorgehen, bei dem auch die Gefahr besteht, die komplizierte Bänderstruktur zu beschädigen, die der Wirbelsäule Stabilität verleiht.

Zwei Varianten dieses Eingriffs wurden in Studien *against sham* überprüft, und in den Review zu randomisierten, kontrollierten orthopädischen Eingriffen aufgenommen. Einmal wurde das Innere der Bandscheibe mit einer Sonde mittels besonders hoher Wechselstromfrequenzen erhitzt (Radiofrequenz Elektrokoagulation). Dabei wurde der Gallertkern für 90 Sekunden bei 70 Grad geschmort. In der zweiten Studie kam die Elektrokoagulation mit hoher Wechselstromfrequenz zum Einsatz. Hier wurde offenbar »gründlicher« gearbeitet. Vier Minuten lang grillten die Orthopäden den Gallertkern mit 90 Grad. Die Probanden in der Placebo-Gruppe bekamen wie die wirklich operierten eine lokale Betäubung und einen Stich mit der Hohlnadel durch die Haut. Die Probanden im Schamanenarm der Studie erlebten dieselben Geräusche und Gerüche (Gerüche von verschmortem Gewebe im Operationssaal sind ein starker Reiz), die bei der echten Operation entstehen, und die orthopädischen Chirurgen trugen dieselbe Geschäftigkeit vor und gaben die gleichen Instruktionen, wie die Patienten sich nach der OP zu verhalten hätten, wie beim echten Eingriff.

Das Ergebnis? Widersprüchlich! Bei der 90-sekündigen Radiofrequenz-Koagulation gab es keinen Unterschied bei der Schmerzreduktion zwischen der wirklich operierten Gruppe und der Gruppe, bei der die Orthopäden nur so getan hatten, als ob sie operierten. In der Studie, in der bei 90 Grad vier Minuten lang koaguliert wurde, schnitt der Studienarm mit dem echten Eingriff hinsichtlich der Schmerzreduktion signifikant besser ab als der Placebo-Arm. Dieser Widerspruch ist nicht ganz leicht nachzuvollziehen. Denn wir müssen davon ausgehen, dass auch die Chirurgen, die die Radiofrequenz-Koagulation durchführen, das Verfahren so anwenden, dass das medizinische Ziel – die Schrumpfung des Gallertkerns und damit die Druckentlastung für den Nerv – erreicht wird. In meinen Augen ist das Ergebnis eine Aufforderung an die orthopädischen Chirurgen, diesbezüglich weitere Studien durchzuführen.

5.2 Vertebroplastie – Zementstütze für die osteoporotische Wirbelsäule

Osteoporose ist die meist altersbedingte Degeneration der Knochenstruktur, von der in 80 Prozent aller Fälle Frauen nach der Menopause betroffen sind. Osteoporose ist der Hauptgrund dafür, dass Menschen in höherem Alter zu schrumpfen beginnen. Im Laufe der Evolution hat sich bei Knochen eine Leichtbaukonstruktion entwickelt. Eine schwammförmige und dadurch leichte Gewebestruktur bildet das Innere der Knochen, die Spongiosa (Schwammartige), und dichtes, hartes Gewebe die Knochenhülle. Stellen Sie sich das so vor, als ob der Eifelturm eine massive Metallhaut hätte. Eine sehr belastbare und dennoch leichte Struktur. Die Osteoporose trifft vor allem das schwammartige Knocheninnere mit der Folge, dass das Risiko für einen Knochenbruch enorm ansteigt. Wenn Sie sich davor schützen wollen, treiben Sie Sport. Belastung triggert nicht nur den Aufbau von Muskeln, sondern auch den Aufbau und die Instandhaltung des schwammartigen Knochengewebes.

Die häufigste Komplikation durch Osteoporose ist das Einbrechen von Wirbelkörpern. In Deutschland gibt es aktuell etwa 70 000 Wirbelkörperfrakturen pro Jahr. Tendenz steigend aufgrund des zunehmenden Lebensalters beziehungsweise der umgekehrten Bevölkerungspyramide. Im Volksmund existiert für das resultierende Krankheitsbild der wenig schmeichelhafte Begriff »Witwenbuckel«. Und schon seit Jahrzehnten behandeln Orthopäden diese schmerzhaften Wirbelkörperfrakturen mittels Vertebroplastie mit einem überzeugenden handwerklichen Konzept. Sie füttern das Innere des Wirbelkörpers mit Knochenzement auf. Seit den 1980er-Jahren geschieht das minimalinvasiv. Die Orthopäden spritzen den Knochenzement mit einer Hohlnadel ins Innere des Wirbelkörpers. Der härtet dort innerhalb kurzer Zeit unter deutlicher Wärmeentwicklung aus.

In der im *New England Journal* 2009 veröffentlichten Originalstudie zu Sham-kontrollierten vertebroplastischen Eingriffen[29] werden minutiös die Prozeduren beschrieben, mit der die Patienten in den beiden Studienarmen behandelt wurden. Von der Lagerung auf dem OP-Tisch über bildgebende Verfahren, Sedierung und Gabe des Lokalanästhetikums bis zur Sterilisation des Operationsfeldes und dem Hautschnitt erlebten die 27 Teilnehmerinnen und Teilnehmer in der Schamanismus-Gruppe dasselbe wie die 37 Patienten in der Gruppe, in der dann tatsächlich Knochenzement in den kollabierten Wirbelkörper eingespritzt wurde. Bei den Patienten wurden nach der Operation in mehreren Intervallen bis drei Monate nach dem Eingriff verschiedene Parameter abgefragt, um den Erfolg der echten Vertebroplastie mit dem Ergebnis des simulierten Eingriffs zu vergleichen. Dabei ging es unter anderem um den Schmerzmittelverbrauch, die Beweglichkeit und um die subjektive Einschätzung der Lebensqualität.

Es zeigte sich kein Unterschied zwischen den beiden Studienarmen. Irre, oder? Eine weitere Studie zur Vertebroplastie *against sham*, die ebenfalls in dem Review aufgeführt wird, kam zum selben Ergebnis.[30] Aus dem Jahr 2018 stammt eine Veröffentlichung zu diesem Thema von der renommierten Cochrane-Gesellschaft, die sich auf Reviews/Metaanalysen zu medizinischen Fragestellungen spezialisiert hat. Die Wissenschaftler kommen nach Sichtung der Studienlage zu folgendem Ergebnis: »Evidenz von hoher Qualität zeigt, dass Vertebroplastie nicht zu mehr klinisch relevantem Nutzen führt als Placebo.«[31] Demnach handelt es sich bei der Vertebroplastie um Hightech-Schamanismus vom Feinsten. Er bezieht seine schmerzlindernde Wirkung aus dem Brimborium, das bei diesem Eingriff aufgeführt wird beziehungsweise aus dem gesamten medizinischen Setting von Erklärungsmodellen, Expertenkultur und der daraus resultierenden Erwartungshaltung der Patienten.

5.3 Knorpelglättung im Knie

Über Bruce Moseleys epochale Studie zur endoskopisch durchgeführten Knorpelglättung zur Schmerzbekämpfung im Kniegelenk habe ich schon im Vorwort gesprochen.[32] Die Scheinoperation war genauso erfolgreich wie die nach allen Regeln der Kunst durchgeführte OP. Aber ich möchte Ihnen gerne noch berichten, wie die zuständige wissenschaftliche medizinische Fachgesellschaft, die DGOOC (Deutsche Gesellschaft für Orthopädie und orthopädische Chirurgie) auf die Studie reagiert hat.

Im Jahr 2002 muss die Veröffentlichung der Studie die orthopädischen Chirurgen doch etwas beunruhigt haben. Denn wenn die etwa 250 000 entsprechenden Eingriffe, die in Deutschland pro Jahr vorgenommen wurden, wegbrechen sollten, wäre das doch ein empfindlicher Eingriff in ein lukratives Geschäftsmodell. Also einigte man sich darauf, dass Moseleys Studie keine gute Studie sei. Ein Argument war, dass es sich bei den Probanden ausschließlich um Veteranen – also um Soldaten im Ruhestand – handelte. Männliche Ex-Soldaten seien keine repräsentative Klientel. Unter anderem, weil man in Deutschland in mehr als der Hälfte der Fälle Frauen mit der Knorpelglättung behandele. Und überhaupt: Eine Studie ist keine Studie. Beeindruckend, zu welcher Verdrängungsleistung die Fachmediziner imstande sind, wenn eines ihrer so gut etablierten Geschäftsmodelle angegriffen wird. Oder sollten wir anstelle der Verdrängungsleistung lieber von Täuschungsmanövern sprechen?

Die öffentliche Kritik an dieser Haltung war erheblich. Es gab Magazinbeiträge und Zeitungsartikel, in denen die Frage aufgeworfen wurde, ob vielleicht finanzielle Gründe eine Rolle spielen könnten bei der Weigerung der Orthopäden, ihre Haltung zur Knorpelglättung kritisch zu überdenken. Die Orthopäden starteten eine Gegenoffensive. So erklärte etwa Dr. Martin Engelhardt vom Klinikum Osnabrück im Jahr 2006 im ARD-Magazin *Kontraste*: »Damit unterstellt man ja, dass aufgrund von vordergründigen, finanziellen Interessen einzelner Kollegen letztendlich bewusst eine Schädigung der Patienten in Kauf genommen wird. Das ist ein unerhörter Vorwurf.«

Ein unerhörter Vorwurf

Zum Thema »Schädigung der Patienten« muss man wissen, dass etwa jeder 1500ste dieser Eingriffe tödlich endet. Narkosemittelunverträglichkeit, Lungenembolie – der Eingriff mag relativ ungefährlich sein, aber bei der großen Zahl der Anwendung summieren sich auch die Toten. Zu dieser Zeit waren es etwa 270 000 Knorpelglättungen pro Jahr in Deutschland. Rechnen Sie nach. Sehr viel häufiger als Todesfälle sind übrigens Infektionen im Knie. Und dabei handelt es sich um eine äußerst ernste medizinische Angelegenheit. Da das Kniegelenk im Gegensatz zum Gewebe des Körpers nicht durchblutet wird, haben die Abwehrzellen – etwa Fresszellen –, die im Blut schwimmen, nur sehr eingeschränkte Möglichkeiten, sich um die Eindringlinge wie etwa Bakterien zu kümmern. Deshalb werden Entzündungen im Knie häufig chronisch, zerstören auf lange Sicht das Knie und machen die Patienten für den Rest ihres Lebens zum Krüppel. Verzeihen Sie mir den Ausdruck.

Im Jahr 2014 wurde es dann wieder unangenehm für die chirurgischen Orthopäden. Denn das IQWiG (Institut für Qualität und Wirtschaftlichkeit im Gesundheitswesen) meldete sich mit seinem Abschlussbericht zur arthroskopischen Knorpelglättung zu Wort. Das IQWiG ist eine Bundesbehörde und so etwas wie der deutsche Medizin-TÜV. Die Wissenschaftler und Wissenschaftlerinnen haben den Auftrag, die Studienlage zu medizinischen Fragestellungen zu überprüfen und die Prozeduren oder Pharmazeutika auf dieser Basis zu bewerten. Das Institut erklärte, man habe jetzt zehn Studien zur Knorpelglättung sichten können, Studien von unterschiedlicher Qualität, die aber ein einheitliches Bild zeigten: Eine medizinische Wirksamkeit des Eingriffs konnte in keiner der Studien gezeigt werden.[33]

Orthopäden beschützen ihr Geschäftsmodell

Aus der DGOOC kamen daraufhin gleich drei Stellungnahmen von verschiedenen Fachgruppen, die sich vehement gegen das Urteil des IQWiG wandten. Ich fuhr damals für unser Magazin zum DGOOC und interviewte den Generalsekretär Professor Fritz Uwe Niethard, der nach eigener Aussage selbst in seinem aktiven Berufsleben etliche Hundert Knieknorpel glattgefräst hat. Er verkündete vor der Kamera selbstbewusst: »Wir haben verschiedene Sektionen, die sich ganz spezifisch mit Arthroskopie, mit Kniegelenkserkrankungen beschäftigen. Und diese Sektionen haben drei unterschiedliche Stellungnahmen dazu abgegeben, die sämtlich zu dem Schluss gekommen sind, dass diese generelle Aussage, so wie sie jetzt vom IQWiG aufgrund dieser zehn Studien gemacht wurde, so nicht tragbar ist.«

Als ich vom Generalsekretär der orthopädischen Fachgesellschaft wissen wollte, wie viel Umsatz eine arthroskopische Knorpelglättung für eine Klinik bringt, hatte der routinierte Knorpelglätter plötzlich Erinnerungslücken: »Für die Arthroskopie«, setzte Professor Niethard beherzt an und geriet sogleich ins Stocken. Eine Zeit lang rang er mit einer ganzen Sammlung verschiedenster Ähs und Ähms und fuhr dann fort: »Das kann ich Ihnen jetzt auch nicht ganz genau sagen. Da will ich mich nicht so weit aus dem Fenster lehnen.« Was der Generalsekretär der Fachgesellschaft natürlich nicht wissen konnte: Es sind etwa 800 Euro Umsatz. Für einen Eingriff, der in der Regel nicht länger als eine Viertelstunde dauert, ist das ein ganz attraktives Salär, oder?

Der Gemeinsame Bundesausschuss (G-BA) ist das Gremium in Deutschland, das festsetzt, welche Medizin von den gesetzlichen Krankenkassen bezahlt wird. Im April 2016 entschied der G-BA, nachdem er der Fachöffentlichkeit anderthalb Jahre Zeit gegeben hatte, auf die IQWiG-Bewertung zu reagieren, die Knorpelglättung aus der Kassenleistung zu nehmen. Die Einschätzung, dass es sich bei dem Verfahren um einen an sich wirkungslosen Eingriff handele, dessen leichte schmerzlindernde Wirkung auf den Placebo-Effekt zurückzuführen sei, habe nicht ausgeräumt werden können. Was schätzen Sie: Wie haben sich die Operationszahlen seitdem entwickelt: Etwa 270 000 pro Jahr war der Höchststand. Im Jahr 2018, zwei Jahre nach dem Urteil des G-BA, dass der Eingriff medizinisch sinnlos sei, waren es noch über 200 000 dieser Eingriffe,[34] die in deutschen Kliniken durchgeführt wurden. Demnach wurden in diesem Jahr mehr als 130 Menschenleben bei dieser Form des Hightech-Schamanismus geopfert. Eine krasse Geschichte! Finden Sie nicht auch?

5.4 Operation am Tennisarm

Mediziner sprechen bei diesem Schmerzsyndrom von Epicondylitis, der Volksmund sagt Tennisarm. Es könnte aber auch Rudererarm, Geigerarm oder Computermausarm heißen. Denn diese Schmerzen treten bei Menschen auf, die ihre Unterarme, beziehungsweise ihre Hände in der Regel berufsbedingt mit einem immer gleichen Bewegungsmuster strapazieren. Da die Muskeln, mit denen wir unsere Finger strecken und beugen, im Unterarm liegen und mit Sehnen direkt oberhalb des Ellenbogengelenks am Oberarmknochen festgewachsen sind, entsteht hier ein erheblicher mechanischer Stress. Dies kann zu Verletzungen der Sehnenansätze führen oder zu Entzündungen und degeneriertem Gewebe. Die Folge kann ein chronischer, schlimmer Druckschmerz am Ellenbogen sein. Dazu kommt häufig eine Schwäche der Hand, sodass ein kräftiges Händeschütteln oder im Ernstfall auch nur das Halten einer Tasse nicht mehr möglich ist. Oft können die Betroffenen ihren Ellenbogen nicht mehr durchstrecken. Der Tennisarm ist eine gravierende Beeinträchtigung der Funktionalität des (meist) rechten Unterarms und kann in Berufsunfähigkeit münden. Im Alter zwischen 40 und 60 ist etwa 1 Prozent der Bevölkerung davon betroffen.

Wenn man sich die Liste der nichtoperativen Methoden ansieht, mit denen Mediziner versuchen, diesen Schmerz zu behandeln, gewinnt man den Eindruck, dass dort eine gewisse Planlosigkeit herrscht. Nichts scheint so richtig zu helfen. Denn wäre das der Fall, müsste ja eines dieser Verfahren die Oberhand gewinnen. Aber das zeichnet sich nicht ab. Es kommen Injektionen von entzündungshemmendem Cortison ebenso zum Einsatz wie das stärkste Nervengift, das wir kennen: Botulinumtoxin. Natürlich gibt es Physiotherapien bei Tennisarm, ebenso werden Akupunktur und Blutegel angewandt. Zudem wird auf ein ganzes Arsenal an fragwürdigen Apparaturen zurückgegriffen, mit denen unter anderem Reizstrombehandlungen, Magnetfeldtherapien, Ultrabeschallungen, Hochvolttherapien, Interferenztherapien oder Laserbehandlungen durchgeführt werden.

Seit einigen Jahren auch sehr beliebt und sicher ein weiteres schönes Beispiel für eine Placebo-Therapie: die bunten Kinesiotapes. Gummibänder, die auf Gliedmaßen geklebt werden, die Muskeln und Gelenke stabilisieren und so Schmerzen reduzieren sollen. In meinen Augen ist diese bunte Sammlung von teils völlig divergierenden Behandlungskonzepten ein starker Hinweis darauf, dass die Schmerzlinderungen, die sich oft nach einigen Wochen Behandlung einstellen, auf Placebo-Effekte oder auf die Regression zur Mitte zurückzuführen sind: Wenn man den mechanischen Stress zurückfährt – und etwas anderes bleibt den Betroffenen gar nicht übrig – lässt der Schmerz nach einiger Zeit nach.

Bunte Vielfalt der Behandlungskonzepte

Wenn das alles aber nicht funktioniert, kann man auch operieren. Es gibt verschiedene Operationstechniken, die in diesem Fall angewendet werden können. Martin Kroslak von der University of New South Wales in Sidney wählte folgende plausible, weithin genutzte Methode: Nach einem etwa 3 Zentimeter langen Schnitt am Ellenbogen der Schmerzpatienten präparierte er die Stelle frei, wo der Muskel mit dem schönen Namen *extensor carpi radialis brevis* (kurzer, speichenseitiger Handstrecker) über eine Sehne an einer Epicondyle (Knochenwulst) des Oberarmknochens angewachsen ist.[35] Der Orthopäde entfernte degeneriertes Gewebe und versorgte mit feinen Nahten alle Defekte, die er hier entdecken konnte. Und verschloss die Wunde wieder. Bei der Hälfte der Studienteilnehmer simulierte er die Operation nur. Auch sie bekamen eine lokale Narkose und einen Hautschnitt, aber das weitere Prozedere führte Kroslak nur zum Schein durch bis auf die Nahten zum Wundverschluss.

Und das Ergebnis? Es gab keinen Unterschied zwischen der Gruppe, die wirklich behandelt wurde, und der Gruppe, die den schamanischen Arm der Studie bildete. Alle Studienteilnehmer freuten sich über eine Reduktion ihrer Schmerzen, zeigten in einem gleichen Ausmaß Verbesserungen der Funktion ihres Unterarms und erklärten übereinstimmend, ihre Lebensqualität habe sich durch den Eingriff deutlich erhöht. So offenbarte sich in dem Review von Placebo-kontrollierten Studien zur orthopädischen Chirurgie nur in einer von insgesamt sechs Studien (Elektrothermale Koagulation des Bandscheibenvorfalls) ein signifikant besseres Ergebnis in der Gruppe der wirklich Operierten gegenüber den schamanisch Behandelten.

Die Autoren des Reviews schreiben, offenbar nehme das Gehirn nach einem chirurgischen Eingriff eine Re-Evaluation des Krankheitsgeschehens und vor allem der Schmerzsituation vor und komme aufgrund einer positiven Erwartung zu einer veränderten Wahrnehmung, was zu weniger Schmerzen und zu einer verbesserten Funktion führe. Außerdem erklären sie, die Ergebnisse ihres Reviews seien eine Herausforderung für das biomedizinische Modell, das in einer vom Normalen abweichenden Anatomie den alleinigen Grund für Schmerzen sehe. Die orthopädische Chirurgie solle das vor allem bei Entscheidungen, ob Schmerzen konservativ oder mit einem chirurgischen Eingriff behandelt werden, in Zukunft stärker berücksichtigen. Starke Worte die, wie ich fürchte, leider ungehört verhallen.

5.5 Schutz vor Nonsens-Eingriffen

An dieser Stelle ist vielleicht ein Hinweis angebracht, wie Sie sich davor schützen können, dass Sie bei einem skrupellosen Hightech-Schamanen – etwa einem Interventionellen Orthopäden – auf dem Operationstisch landen. Sicher kennen Sie die naheliegendste Möglichkeit: eine Zweitmeinung einholen. Doch Vorsicht, denn in den letzten Jahren sind im Internet Zweitmeinungsportale, die anhand der medizinischen Unterlagen Ferndiagosen abgeben, wie Pilze aus dem Boden geschossen. Die meisten werden betrieben von Spezialkliniken oder von den medizinischen Fachgesellschaften, also von Medizinern, die mit den entsprechenden Eingriffen Geld verdienen. Die Folge ist unschwer zu erahnen: Hier ist keine objektive Beratung zu erwarten. Es werden eher Geschäftsmodelle beschützt.

Das größte unabhängige Zweitmeinungsportal im Internet startete im Jahr 2011. 80 Spezialisten arbeiten mittlerweile für medexo (Medizinische Experten Online).[36] Am Anfang wurden bezeichnenderweise nur Beratungen für gynäkologische und orthopädische Operationen angeboten. Kein Wunder: Diese Fachdisziplinen sind bekannt dafür, dass sie ihre Patientinnen und Patienten besonders intensiv bewirtschaften.

So hat etwa der Heidelberger Orthopäde Professor Marcus Schiltenwolf schon 2011 in einem *Spiegel*-Interview erklärt, die Zahl der Rückenoperationen in Deutschland würde einzig und allein von der Zahl der Chirurgen abhängen, die diese Operationen vornehmen.[37] Allerdings will das Zweitmeinungsportal medexo für seine Arbeit natürlich auch Geld sehen. Ab 300 Euro aufwärts kosten die Einschätzungen. In vielen Fällen ist das sicher gut investiertes Geld.

Orthopäden und Gynäkologen: Meister der Übertherapie

Wenden Sie sich am besten an Ihre Krankenkasse, dort erfahren Sie, bei welchen Indikationen die Kassen das Einholen einer Zweitmeinung bezahlen. Noch sind es nur wenige Eingriffe. Aber ihre Zahl wächst von Jahr zu Jahr. Die Erkenntnis, dass in Deutschland zu viel operiert wird, breitet sich glücklicherweise immer weiter aus. Wichtig ist, dass Sie den Zweitmeinungsexperten – die Krankenkasse wird Ihnen qualifizierte Fachleute nennen – alle Unterlagen wie Röntgenbilder und Laborberichte vorlegen, um unnötige Doppeluntersuchungen zu vermeiden. Immer wieder weigern sich Kliniken allerdings, diese Unterlagen herauszugeben. Eine Unverschämtheit! Bestehen Sie darauf! Sie haben den gesetzlichen Anspruch auf die Überlassung dieser Dokumente. Schlimmstenfalls müssen Sie die Kosten für das Kopieren der Unterlagen bezahlen. Das sollten aber nur Peanuts sein.

Wenn Sie im Internet selbstständig Informationen recherchieren möchten, müssen Sie vorsichtig sein. Trauen Sie keiner Klinik und keinem niedergelassenen Arzt. Entsprechende Websites sind in aller Regel lediglich digitale Litfaßsäulen mit »Informationen«, die nur dazu dienen, Kunden anzulocken. Auch Internetforen sind keine verlässliche Quelle für medizinische Themen. Sicher findet man dort mit etwas Glück Leidensgenossen, die tatsächlich auf einen reichen Erfahrungsschatz für ihr Problem verweisen können. Genauso aber auch Gurus und Wirrköpfe. Für elektronische Geräte wie Kameras oder Hi-Fi ist es bekannt, dass Hersteller Agenturen dafür bezahlen, dass sie in solchen Foren gefällige Kommentare posten. Im medizinisch-industriellen Komplex ist die Täuschung der Öffentlichkeit so sehr an der Tagesordnung, dass es mich wundern würde, wenn diese Form der Manipulation hier nicht auch angewandt würde.

Auf der sicheren Seite sind Sie beim »deutschen Medizin-TÜV«, dem bereits erwähnten Institut für Qualität und Wirtschaftlichkeit im Gesundheitswesen (IQWiG)[38] und bei seiner populärer gestalteten Website »Gesundheitsinformation«.[39] Bei dieser unabhängigen Bundesbehörde finden Sie mit der Suchfunktion eine Vielzahl von nicht medikamentösen Verfahren, die von diesen Experten einer Überprüfung unterzogen wurden. Den wissenschaftlichen Mitarbeitern und Mitarbeiterinnen des Instituts sind Nebentätigkeiten untersagt. Das schützt vor Interessenkonflikten und sichert die objektive Auswertung der wissenschaftlichen Studienlage. Diese allgemeinen Einschätzungen des IQWiGs zur Sinnhaftigkeit medizinischer Eingriffe bieten eine sehr verlässliche Entscheidungsgrundlage. Doch bei komplizierten Fällen ist eine individuelle Diagnose unbedingt angeraten.

6. Kapitel: Noch mehr Studien gegen Schamanismus

Lassen Sie uns einen Moment innehalten und über die Ethik von Placebo-kontrollierten Studien in der Chirurgie nachdenken. Eine Bekannte von mir, mit der ich mich morgens im Zug auf dem Weg zur Arbeit häufig unterhalte, sagte, als ich ihr von meinem Buchprojekt erzählte, aus ihrer Sicht sei es total unethisch, Menschen einer Scheinoperation zu unterziehen. Ich kann diesen Reflex nachvollziehen. Aber ich glaube, wenn man sich näher mit dieser Fragestellung beschäftigt, und unter der Voraussetzung, dass die Probanden natürlich wissen müssen, in welcher Studien-Situation sie sich befinden, muss man zum gegenteiligen Schluss kommen: dass es unethisch wäre, in der Chirurgie beziehungsweise in der minimalinvasiven Intervention auf kontrollierte Studien zu verzichten – wie es in Deutschland bisher leider immer noch der Fall ist.

Wir haben in deutschen Krankenhäusern pro Jahr etwa 17 Millionen chirurgische Eingriffe. Und wir haben schon einige Beispiele für Operationen gesehen, die der Überprüfung *against sham* nicht standgehalten haben. Das bedeutet, dass hier Patienten einer zum Teil erheblichen Gefahr ausgesetzt werden durch Eingriffe, von denen sie medizinisch nicht profitieren. Denken Sie an die bereits angesprochenen vielen Hundert Toten, die durch das Knorpelglätten im Kniegelenk über die Jahre allein in Deutschland zu verzeichnen sind. Die Tatsache, dass die Orthopäden trotz der kritischen Aussagen des IQWiG und trotz der Entscheidung des Gemeinsamen Bundesausschusses, diesen Eingriff nicht mehr als Kassenleistung einzustufen, weiter mehr als 200 000 Knorpelglättungen pro Jahr durchführen, zeigt, dass das Prinzip der »medizinischen Selbstverwaltung« nicht funktioniert. Im deutschsprachigen Raum sind die Chirurgen nicht bereit, ihre Konzepte in kontrollierten Studien kritisch zu überprüfen. Deshalb brauchen wir von staatlicher Seite ein Kontrollsystem, das wissenschaftliche Evidenz in der Chirurgie – also kontrollierte Studien – einfordert.

Der Bock darf nicht der Gärtner sein

Und wir benötigen Strukturen, die für die Umsetzung der wissenschaftlichen Erkenntnisse im Medizinbetrieb sorgen. Bei uns befinden die Mediziner, die mit bestimmten Methoden ihr Geld verdienen, über die Angemessenheit eben dieser Methoden. Das heißt nichts anderes, als den Bock zum Gärtner zu machen. Wir brauchen hier eine Gewaltenteilung, wie es sie aus guten Gründen in einer Demokratie gibt. Wir haben Gesetzgebung, Rechtsprechung und die Polizeigewalt als voneinander unabhängige Instanzen im Rechtssystem. So verhindern wir Willkürherrschaft. Hier kann keiner »durchregieren«. In der deutschen Medizin sind es hingegen dieselben Akteure, die die Leitlinien formulieren, nach diesen Leitlinien diagnostizieren und therapieren und damit ihr Geld verdienen. Das ist höchst ungesund. Und es geht auch anders. In Großbritannien gibt es beispielsweise das NICE, das National Institut for Health and Care Excellence. Das ist eine öffentliche Körperschaft, in der unabhängige Wissenschaftler die Studienlage zu medizinischen Fragestellungen sichten und darauf basierend die Leitlinien entwickeln.

Wie selbstherrlich können deutsche Mediziner im Vergleich dazu agieren. Ein bekannter Herzchirurg sagte mir einmal, in seinem Fach brauche man ebenso wenig Placebo-kontrollierte Studien wie für das Fallschirmspringen. Da käme ja auch niemand auf die Idee, eine Studie durchzuführen, bei der die eine Gruppe einen echten Fallschirm hätte, während der Kontrollarm mit einem leeren Rucksack springen müsste. Das ist witzig, geht aber leider an der Realität vorbei, wie wir im 1. Kapitel über den Kardio-Schamanismus gesehen haben.

Ohne Fallschirm springen?

Wir müssen auf Basis der bisherigen Studienlage vermuten, dass es eine Unzahl chirurgischer Eingriffe gibt, die nicht nur im Ernstfall das Leben von Patienten unnötig aufs Spiel setzen, sondern auch Unsummen kosten, die an anderer Stelle dringend benötigt werden. Etwa in der Pflege. Allerdings müssen wir auch über die Grenzen der Placebo-Kontrolle nachdenken. Gibt es Eingriffe, bei denen sich eine Studie *against sham* verbietet? Ich glaube ja, aber diese Grenze ist schwer zu finden. Natürlich ist das zentrale Argument das Ausmaß der krankheitsbedingten Gefahr, in der sich die Patienten befinden. Richtig am kühnen Vergleich mit dem Fallschirmspringen ist, in einer Situation der akuten Lebensgefahr kann es keine Placebo-Kontrolle von Verfahren geben, die ein hohes Maß an Plausibilität aufweisen. Auch wenn damit eine gewisse Unsicherheit bleibt, da Plausibilität einer historischen Relativität unterliegt.

In der angloamerikanischen Medizin gibt es seit über 20 Jahren eine kontrovers geführte Diskussion über Studien *against sham.*[40] Viele Wissenschaftler wollen diese Studien verpflichtend für alle Verfahren, wie es bei der Zulassung von Pharmazeutika üblich ist.[41] Aber dennoch wird niemand an eine kontrollierte Studie bei Notfallopfern aus einem Verkehrsunfall denken. Vermutlich wird es auch nie eine kontrollierte Studie bei Organtransplantationen geben. Die Konsequenzen eines Organversagens sind so einsichtig und der positive Effekt eines Ersatzorgans ist so unumstritten, wenn es vom Körper angenommen wird, dass hier eine Placebo-Kontrolle keinen Sinn ergibt.

Nur ein Placebo-Effekt – und dann?

Eine wichtige Frage ist allerdings, was wir eigentlich für Konsequenzen daraus ziehen, wenn sich herausstellt, dass die Wirksamkeit eines chirurgischen Eingriffs lediglich auf einem Placebo-Effekt beruht. Dieser Effekt kann ja hinsichtlich Schmerzreduktion und Verbesserung der Funktionalität erheblich sein. Ein Kniefachmann der orthopädischen Fachgesellschaft DGOOC sagte mir allen Ernstes mit Bezug auf die Moseley-Studie zur Knorpelglättung, es gebe doch offensichtlich einen positiven Effekt des Eingriffs: Auch wenn es nur ein Placebo-Effekt sei, spräche das ja nicht gegen die Knorpelglättung.

Das finde ich zynisch. Das Verfahren ist zu teuer und zu gefährlich, als dass ich mich da auf das Akzeptieren des Placebos einlassen wollte. Wenn wir wissen, dass Suggestion in so vielen Bereichen in der Medizin heilsam sein kann, dann sollten wir darüber nachdenken, wie wir dieses Potenzial intelligenter nutzen können. Intelligenter als in Prozeduren, in denen wir Körper aufschneiden und Manipulationen an Organen und biologischen Strukturen vornehmen, die an sich medizinisch wirkungslos sind. Ein riesiges Problem an dieser Erkenntnislage ist leider, dass die Konsequenzen dieser Betrachtungsweise nicht industriekonform sein können.

Keine Lobby für die Suggestivbehandlung

Eine intelligente Suggestivbehandlung – etwa Formen der Hypnose-Therapie – lässt sich nicht mit Apparaten oder Pharmazeutika durchführen. Damit verdient ja nur der Therapeut sein Geld. Apparatehersteller, Produzenten medizinischer Materialien und die pharmazeutische Industrie würden vermutlich ernste Umsatzeinbußen erleiden, wenn die bewusst eingesetzte Suggestivmedizin in unserem Gesundheitssystem Raum greifen würde. Man kann den Kuchen (das Geld) nur einmal verteilen. Und diejenigen, die sich traditionell am Kuchen bedienen, wollen nichts davon an andere abgeben.

Wo sollte also die Lobby herkommen, die für eine solche Therapieform, die sich die Suggestibilität von uns Patienten zunutze macht, eintritt? Es gibt sie nicht. Und von den Fachgesellschaften können wir kein Engagement für eine entsprechende Weiterentwicklung der Medizin erwarten. Die sind industrienah und damit Bestandteil eines Systems, in dem die Wertschöpfung mit medizinischen Prozeduren eine herausgehobene Stellung besitzt. Das Beispiel der Knorpelglättung zeigt, dass auch wenn die Fachgesellschaften sich alle »wissenschaftlich medizinisch« nennen, sie sich im Ernstfall nicht von den Ergebnissen wissenschaftlicher Studien beeindrucken lassen. Da geht es vielfach eben nicht um Wissenschaft oder um Gesundheit, es geht ums Geschäft. Aber lassen Sie uns zunächst noch einen Blick auf weitere Studien werfen, die das Suggestionspotenzial von chirurgischen Eingriffen *against sham* untersucht haben.

6.1 Morbus Menière

Die Menière-Krankheit zeichnet sich im Wesentlichen durch drei hässliche Symptome aus: Schwindel, der häufig von Übelkeit und Erbrechen begleitet wird, Phantomgeräusche wie bei Tinnitus und Schwerhörigkeit bis hin zum vollständigen Verlust des Hörvermögens des erkrankten Ohrs (was den Tinnitus übrigens nicht vertreibt, der bleibt auch in der Taubheit bestehen). Diese Symptome treten einzeln oder gemeinsam in unregelmäßig wiederkehrenden Schüben auf. Oft empfinden die Betroffenen dabei ein Druckgefühl im Innenohr. Die Anfälle können nach wenigen Minuten vorbei sein, aber auch Stunden andauern. Beschrieben wurde die Krankheit erstmals 1861 von dem Pariser Ohrenarzt Prosper Menière (1799–1862).

Dass bei Morbus Menière das Ohr und das Gleichgewichtsorgan gemeinsam betroffen sind, erklärt sich aus der Tatsache, dass beide Organe das Innenohr ausmachen und miteinander in Verbindung stehen. Die Hörschnecke (Cochlea) und die drei Bogengänge des Gleichgewichtsorgans (Vestibularapparat) bilden ein zusammenhängendes System aus Kammern und Kanälen, das mit Endolymphe (griechisch *endon,* »innen«, und lateinisch *lympha,* »klares Wasser«) gefüllt sind. Dieses Höhlensystem wird auch als Labyrinth bezeichnet. Die Endolymphe ist in den Organen des Innenohres entscheidend an den Sinneswahrnehmungen beteiligt. In den drei senkrecht zueinanderstehenden Bogengängen des Gleichgewichtsorgans bildet die Endolymphe mit ihrer Masseträgheit die Referenz, durch die die Sinneshaare die Bewegung beziehungsweise die Beschleunigung des Kopfes im Raum wahrnehmen können. Auch in der Hörschnecke ist es die Endolymphe, die eine Übertragung der Schallwellen auf die Sinneshaare ermöglicht.

Bei Morbus Menière befindet sich zu viel Endolymphe im Innenohr. Hier herrscht also Überdruck. Wie es dazu kommt, ist nicht geklärt. Auch wird darüber diskutiert, ob die Symptome der Krankheit eher mechanisch oder biochemisch gedeutet werden sollen. Eine mechanische Störung wäre einfach auf die druckbedingte Dehnung der empfindlichen Strukturen des Labyrinths zurückzuführen. Die biochemische Interpretation geht davon aus, dass Risse in einer Außenmembran entstehen und sich dadurch die außen fließende Perilymphe mit der Endolymphe mischt und deren chemische Zusammensetzung so verändert, dass die Sinneswahrnehmung im Innenohr beeinträchtigt wird.

Die chirurgische Strategie: Druckentlastung

Seit den 1970er-Jahren gibt es verschiedene chirurgische Strategien, um dem Labyrinth bei dieser Krankheit eine Druckentlastung zu verschaffen. Die gängigste bestand darin, einen kleinen Drainageschlauch aus Silikon zu installieren, der es ermöglichte, überflüssige Endolymphe abfließen zu lassen. Wieder sehen wir hier eine extrem plausible Idee, wie das medizinische Problem gelöst werden kann. Etwa 60 bis 70 Prozent der so Operierten erlebten einen starken oder vollständigen Rückgang ihrer Beschwerden. Viele von ihnen dauerhaft.

Doch 1989 gab es eine Veröffentlichung einer Placebo-kontrollierten Studie, die das Verfahren als Hightech-Schamanismus enttarnte.[42] In die Studie waren 30 Menière-Kranke eingeschlossen. Im Chirurgie-Arm der Studie bekam das hochdruckgeplagte Labyrinth der Kranken das bewährte Ventil eingepflanzt. Im Placebo-Arm wurde stattdessen eine Mastoidektomie vorgenommen, eine Entfernung von Knochenmaterial, die im Ernstfall bei einer schweren Mittelohrentzündung zum Einsatz kommt. Die Studie hatte eine ungewöhnlich lange Nachbeobachtungszeit von neun Jahren. Auch nach so langer Zeit zeigte sich kein Unterschied zwischen beiden Gruppen, die mit dem überzeugenden Konzept behandelt worden war und der Gruppe mit der Placebo-Operation.

6.2 Weltmeister im Stenten

Morbus Menière ist ein relativ seltenes medizinisches Problem. Die Koronare Herzkrankheit (KHK) dagegen ist die häufigste Todesursache in der westlichen Welt. Fast 20 Prozent der Todesfälle in Deutschland gehen auf das Konto dieser Problematik. Sie wird auch als ischämische Krankheit bezeichnet, da es durch verengte Herzkranzgefäße zu einer

Unterversorgung des Herzmuskels mit Sauerstoff (Ischämie) kommt. Die Verengungen werden durch abgelagerte Blutfette, Gerinnsel und wucherndes Bindegewebe verursacht. Das kann dazu führen, dass Betroffene unter körperlicher Anstrengung Brustschmerzen bekommen oder – schlimmer – einen Herzinfarkt oder – noch schlimmer – den Herztod erleiden. Allerdings haben etwa 40 Prozent der Betroffenen (noch) keine Beschwerden beziehungsweise nur Beschwerden bei Belastung. Das sind die Patienten mit einer sogenannten stabilen Angina Pectoris (Enge der Brust).

Das Einsetzen eines Stents in ein verengtes Herzkranzgefäß mit dem Ziel, das Gefäß mit diesem röhrenförmigen Stützkorsett aus Drahtgeflecht offen zu halten, ist eine beeindruckende Demonstration eines medizinischen Hightech-Verfahrens. Die Patienten liegen in der Regel nur leicht sediert auf dem Katheter-Tisch. Der Kardiologe führt den Eingriff oft allein durch, sodass sich eine geradezu intime Atmosphäre ergibt. Denn der Mediziner unterhält sich mit seinem Patienten, während er ihm unter Röntgenkontrolle den Herzkatheter von der Leiste aus durch eine große Schlagader bis zum Herzen führt. Durch die meist harmlose Plauderei bekommt der Kardiologe ein ständiges Feedback von seinem Patienten und kann sehen, ob bei ihm alles in Ordnung ist.

Der Laie kann auf den Röntgenmonitoren, auf die der Kardiologe ständig blickt, kaum etwas erkennen. Doch der Fachmann navigiert den Katheter gekonnt über das Herz und injiziert eine Ladung Kontrastmittel in die Herzkranzgefäße. Für zwei Herzschläge zeichnen sich die Kranzgefäße ganz deutlich als dunkle Schattenlinien auf den Monitoren ab. Dann ist das Kontrastmittel abgeflossen und im Blut schon so verdünnt, dass es nicht mehr zu sehen ist.

Natürlich wird die Bildfolge auf Festplatte gespeichert und anschließend kritisch begutachtet. Kommt der Kardiologe zu dem Schluss, dass er eine relevante Enge entdeckt hat, wird der Katheter gleich noch zweimal eingesetzt: zunächst mit einem Ballon an der Spitze, der in die Engstelle geführt und dort aufgeblasen wird, um die Enge aufzuweiten. Anschließend schiebt der Kardiologe den Katheter mit einem Stent bestückt in die aufgedehnte Stelle des Herzkranzgefäßes. Das Drahtröhrchen ist im Katheter zusammengefaltet und wird am Einsatzort ebenfalls mit einem Ballon aufgespreizt. Wie gesagt: eine beeindruckende Demonstration. Die Kardiologen nennen das Verfahren kurz PCI (Percutaneous coronary intervention). Also etwa: Zugang zum Herzen durch die Haut. Im Vergleich zu einer Bypass-Operation, die dasselbe Ziel verfolgt, nämlich die Sicherstellung einer guten Versorgung des Herzmuskels mit Blut, ist der Kathetereingriff geradezu ein Spaziergang. Denn für den Bypass wird das Brustbein aufgesägt und gespreizt und am offenen Herzen operiert. Kein Wunder, dass der Stent da eine beliebte Alternative ist.

PCI – ein Spaziergang ins Herz

Eine Tatsache finde ich allerdings etwas beunruhigend: Im Durchschnitt werden in Europa im Jahr 191 Stents pro 100 000 Einwohner gesetzt. In Deutschland sind es aber 624.[43] Also fast dreieinhalb Mal so viele wie in der EU. Über eine halbe Million Stents sind das in Deutschland pro Jahr. In keinem Land der Welt werden vergleichbar viele Stents gesetzt wie in Deutschland. Sind wir mit unserem besonders »leistungsfähigen« Gesundheitssystem vielleicht besser versorgt als die anderen Länder? Wenn man die Herz-Kreislauf-Sterblichkeit international vergleicht, bestätigt sich diese Vermutung leider nicht.

Bei einem Herzinfarkt infolge eines komplett verstopften Herzkranzgefäßes ist der Katheter-Eingriff oft eine lebensrettende Maßnahme, keine Frage. Aber bei der stabilen Angina Pectoris, also bei einer Verengung eines Kranzgefäßes, die keine Symptome verursacht, keine

Druckgefühle und Schmerzen, die Mediziner sprechen hier von einer asymptomatischen Erkrankung, verbessert der elegante Eingriff mit dem Katheter die Überlebenschancen oder die Infarktraten nicht signifikant gegenüber Patienten, die nur medikamentös behandelt werden. Das hat im Jahr 2019 erneut die große Studie ISCHEMIA bewiesen. Sie wurde an 320 Kliniken in 37 Ländern durchgeführt und hat 100 Millionen Dollar gekostet. Ich schreibe »erneut«, weil es schon mehrere Studien gab, die dasselbe Ergebnis erbrachten.[44] Doch die interventionellen Kardiologen, also die Experten, die mit dem Katheter-Eingriff ihr Geld verdienen – waren mit diesen Resultaten offenbar nicht zufrieden und haben es noch einmal im ganz großen Stil untersucht.

In dem hervorragenden medizinischen Informationsdienst Medscape, den sich auch jeder Privatmensch im Internet abonnieren kann, gab es im November 2019 dazu eine große Veröffentlichung.[45] Damals befand sich noch folgende Bemerkung in dem Artikel: »Eigens für die Vorstellung dieser mit Hochspannung erwarteten Studienergebnisse, von vielen als letzte Chance gesehen, die Revaskularisierung endgültig auch bei Patienten mit stabiler KHK als unverzichtbar zu etablieren, hatte die AHA (American Heart Association) eine ›Late Breakers‹ Session eingerichtet.«

Wie finden Sie das? Was die Autorin des Textes, die Medizinjournalistin Julia Rommelfanger, hier ziemlich unverhohlen zum Ausdruck bringt, ist die Einschätzung, dass es vielen Kardiologen nicht um die beste Behandlung ihrer Patienten geht, sondern um die Bewahrung ihres lukrativen, aber in Verruf geratenen Geschäftsmodells (»von vielen als letzte Chance gesehen, die Revaskularisierung auch bei Patienten mit stabiler KHK als unverzichtbar zu etablieren«). Heute ist diese Passage aus dem Artikel verschwunden. Sicher haben sich zahlreiche Kardiologen an Medscape gewandt und sich bitterlich über diese Verunglimpfung ihrer Zunft beschwert.

In der Meldung von Medscape steht ebenfalls zu lesen, welche Größenordnung dieses Geschäftsmodell pro Jahr allein für den amerikanischen Markt bedeutet: »Wir haben aber auch errechnet, dass wir jährlich mehr als 500 Millionen Dollar sparen, wenn asymptomatische Patienten keiner PCI unterzogen werden.« Keine gute Nachricht für die interventionellen Kardiologen.

Hier langen die Hightech-Schamanen also richtig zu. Und da wir in Deutschland über dreimal so viele Stents setzen wie unsere europäischen Nachbarn, muss man vermuten, dass zwei Drittel dieser Implantate medizinisch sinnlos sind. Landläufig würde man da von Abzocke sprechen. Das wären etwa 330 000 Stents, deren Installation in einem Herzkranzgefäß von den deutschen Krankenkassen je nach Schwere des Falls im Jahr 2017 mit 3182 bis 4135 Euro vergütet wurden. Demnach belaufen sich die Gesamtkosten für diese medizinisch offenbar sinnlosen Maßnahme auf etwa 1,1 Milliarden Euro. Nachvollziehbar, dass sich die interventionellen Kardiologen mit den negativen Studienergebnissen bei der stabilen Angina Pectoris partout nicht abfinden wollen. Aber wollen wir wirklich 0,33 Prozent unseres gesamten Budgets im Gesundheitswesen opfern, damit sich interventionelle Kardiologen so schamlos bereichern können? Ein weiteres »schönes« Beispiel für das Versagen der medizinischen Selbstkontrolle in Deutschland.

6.3 Metaanalyse: Surgery against sham

Wenn Wissenschaftler alle relevanten Datenbanken nach Studien zu einer bestimmten medizinischen Fragestellung durchkämmen, die nach den strengsten Kriterien erstellten Studien herauspicken und zu einer Gesamtaussage zusammenfassen, dann nennt man das, wie schon gesagt, eine Metaanalyse. Metaanalysen sind die belastbarsten wissenschaftlichen Instrumente zur Klärung einer medizinischen Fragestellung.

Im Jahr 2015 wurde im *British Medical Journal*, einem der wichtigsten medizinischen Fachjournale, die bislang größte Metaanalyse zum Thema sham-kontrollierte medizinische Interventionen veröffentlicht. Die Studie trägt den Titel »To what extent are surgery and invasive procedures effective beyond a placebo response? A systematic review with meta-analysis of randomised, sham controlled trials«.[46] Also etwa: »In welchem Ausmaß sind chirurgische und invasive Prozeduren über den Placebo-Effekt hinaus effektiv? Eine systematische Prüfung mit einer Metaanalyse der randomisierten Sham-kontrollierten Studien«. Eine Gruppe von Medizinern um den Professor für Orthopädische Chirurgie an der Universität Oxford, Wayne Jonas, hatte für diese Metaanalyse 53 dieser Studien, die den höchsten Qualitätsanforderungen entsprechen, in der Fachliteratur identifiziert.

Aus nachvollziehbaren Gründen handelte es sich bei diesen Studien ausschließlich um Eingriffe bei nicht lebensbedrohlichen medizinischen Problemen. Es ging darum, Beeinträchtigungen zu beseitigen beziehungsweise Funktionen zu verbessern. Die Verfahren waren wenig oder minimalinvasiv. Es wurde also häufig mit Endoskopen gearbeitet. In keiner der Studien wurde der Schädel, der Brustraum oder der Bauchraum eröffnet. Das weist natürlich darauf hin, dass es eine Klasse von gravierenden chirurgischen Eingriffen gibt, bei denen sich Ethikkommissionen schwertun, grünes Licht für eine Placebo-kontrollierte Studie zu geben. Einleuchtend, wie gesagt, aber dennoch bedauerlich. Denn wir haben keine Garantie dafür, dass es nicht auch bei diesen Interventionen Vertreter der Gattung Nonsens-Operation gibt. Bei Techniken, die in der ganzen Welt Anwendung finden, würde dies eine gigantische Verschwendung von Ressourcen und eine Gefährdung von Patienten von nur schwer schätzbarem Ausmaß bedeuten.

Ist ja nur ein kleiner Eingriff

Der wenig invasive Charakter der untersuchten Verfahren wirft aber auch ein helles Licht auf die Tatsache, dass diese wenig belastenden Methoden in den letzten 40 Jahren in der Medizin einen ungeheuren Aufschwung erlebt haben. Vielleicht handelt es sich dabei ja tatsächlich um medizinischen Fortschritt. Einerseits nachvollziehbar, denn wer lässt sich schon gerne den Brustkorb aufschneiden und am offenen Herzen operieren, wenn es einen endoskopischen Königsweg per Katheter durch ein großes Blutgefäß zum Herzen gibt. Ein kleiner Schnitt in der Leiste und schon wandert der Katheter durch die große Schlagader zum Pumpmuskel, und das gleich für Diagnose und Therapie. Aber die Gefahr besteht, dass in der maßgeblichen Fachgesellschaft bei solch einem »kleinen« Eingriff die kritischen Maßstäbe heruntergeschraubt werden und die Bereitschaft steigt, neue Verfahren in den Behandlungskanon aufzunehmen, ohne sie einer angemessenen Prüfung zu unterziehen. Zumal sich auch mit diesen Eingriffen großes Geld verdienen lässt.

Was sich auf der Stufe der medizinischen Leitlinienarbeit abspielt, also bei der Formulierung der Vorgaben, was in der jeweiligen Disziplin als fachgerecht gilt, findet seine Entsprechung in der medizinischen Praxis. Sowohl Behandler als auch Patienten stehen den minimalinvasiven Konzepten aufgeschlossen gegenüber. Und so lässt sich die Gefahr nicht von der Hand weisen, dass diese Eingriffe oft ohne triftigen Grund vorgenommen werden. Womöglich wird der Kardiologe sagen: »Zur Sicherheit«, wenn er vorschlägt, einen Stent in ein Herzkranzgefäß zu setzen. Oder vor der anstehenden Weltreise wird prophylaktisch minimalinvasiv die Gallenblase entfernt. »Wollen Sie das im Ernstfall im Jemen machen lassen? Per Endoskop ist das ja keine große Sache.« So haben schon seit Jahren Kritiker immer wieder angemahnt, der Boom der minimalinvasiven Verfahren könnte einer großen Zahl von medizinisch an sich sinnlosen Methoden den Weg in die Behandlungspraxis geebnet haben.

Wie viel Hightech-Schamanismus?

Die in diesem Buch bisher vorgestellten Verfahren waren ausnahmslos ebenso plausibel wie in den Studien medizinisch nahezu wirkungslos. Aber natürlich sind nicht alle chirurgischen Prozeduren oder invasiven Verfahren (per Endoskop, per Katheter) medizinisch sinnlos. Was schätzen Sie, wie ist das Ergebnis dieser Metaanalyse? Es wurden ganz unterschiedliche Verfahren überprüft – von Stammzellen gegen Parkinson über die chirurgische Behandlung der Schlaf-Apnoe, die Verringerung des Magenvolumens im Kampf gegen Fettleibigkeit, das Lasern blutender Magengeschwüre bis hin zur Vertebroplastie (Versteifung der Wirbelsäule mit Zement), über die wir hier ja schon berichtet haben. Bei wie vielen Verfahren war der echte Eingriff nicht erfolgreicher als das entsprechende medizinische Theaterstück? Und wie viel besser als das Placebo waren die Eingriffe, bei denen der echte Eingriff wenigstens einen gewissen Vorteil gegenüber der schamanischen Aufführung erbrachte?

Tatsächlich gab es bei 27 Verfahren keinen signifikanten Unterschied zwischen der wirklich operierten und der nur zum Schein operierten Gruppe. Zu dieser Gruppe zählten allerdings auch jene sechs Eingriffe, die überhaupt keinen positiven Effekt erbrachten. Dazu gehörte beispielsweise die Radiofrequenz-Ablation als Therapie gegen das Schnarchen. Schnarchen und Schlaf-Apnoe – also Atemstillstand im Schlaf – ist ein Problem, das nicht nur die Gesundheit, sondern auch soziale Beziehungen bedroht. Das Schnarchen zerstört Ehen. Beim Schnarchen drängt sich akustisch unmittelbar die Diagnose auf, dass hier Strukturen innerhalb von Mund und Nase durch den Strom der Atemluft in Vibration geraten. Das ist auch der diagnostische Zugang, der die Radiofrequenz-Ablation als eine plausible Intervention erscheinen lässt.

Minimalinvasiv elegant – wie schon bei der besprochenen, fragwürdigen Koagulation von ausgetretenem Bandscheibengewebe bei Rückenschmerzen, wird dabei mit hochfrequentem Wechselstrom Gewebe im Gaumen verschmort. Das Ziel: die Strukturen – vor allem das Gaumensegel – zu straffen, um das geräuschintensive Flattern zu unterbinden. Allerdings hat dieser Eingriff laut der Studie, die Ankit Patel und Bhik Kotecha 2019 in *Healthcare* veröffentlicht haben, keinen Erfolg.[47] Ich empfinde es als äußerst beunruhigend, dass es Interventionsstrategien gibt, die, obwohl sie sich in Studien als komplett erfolglos erweisen, wohl dennoch in der Praxis weiter zum Behandlungskanon gezählt werden. Wie bei der Knorpelglättung, bei der sich die chirurgischen Orthopäden auch nicht von den Ergebnissen wissenschaftlicher Studien von ihrem Geschäftsmodell abbringen ließen. Aber wie sich die zuständige medizinische Fachdisziplin für das Schnarchen gegenüber der nun wissenschaftlich als wirkungslos belegten Koagulation von Gaumengewebe positionieren wird, lässt sich heute noch nicht wirklich ablesen.

Zurück zur Metaanalyse. Von den 53 untersuchten Verfahren waren also nur 26 Prozeduren – knapp die Hälfte – an sich medizinisch wirksam. Aber auch insgesamt waren die Unterschiede in Bezug auf die Wirksamkeit der Eingriffe zwischen der Sham-Gruppe und der Verum-Gruppe (lateinisch *verum,* »wahr«) – wenn sie sich denn überhaupt abzeichneten – eher gering. Erwähnenswert, wenn auch nicht wirklich überraschend, ist die Tatsache, dass es in den Schamanismus-Gruppen weniger Komplikationen gab als in den Gruppen, in denen tatsächlich operiert wurde.

6.4 Adhäsiolyse – Organe befreien

Lassen Sie uns einige der Studien aus der Metaanalyse von Wayne Jonas ansehen, in denen Eingriffe, die teilweise jahrzehntelang nach einem plausiblen Konzept durchgeführt wurden, als Hightech-Schamanismus entlarvt wurden. Ein Klassiker ist die 2003 im *Lancet* veröffentlichte Arbeit zur Adhäsiolyse bei Patienten mit chronischen Unterleibsschmerzen.[48]

In unserem Bauchraum stellt eine raffiniert konzipierte Struktur aus Häuten und Flüssigkeit sicher, dass die Organe wie Magen, Milz, Leber und Darm oder auch die Eierstöcke nicht aneinander scheuern oder miteinander verkleben. Dafür ist unser Bauchraum als Ganzes ausgekleidet mit dem Peritoneum (griechisch *peritóneion*, »das darüber Gespannte«), im Deutschen auch Bauchfell genannt. Die einzelnen Organe haben ebenfalls ihre Hüllen, das Peritoneum viscerale (lateinisch *viscera*, »die Eingeweide«). Zusammen bringen es diese »Felle« auf eine Größe von bis zu 2 Quadratmetern. Der Raum zwischen diesen Hautschichten, die Peritonealhöhle, ist mit einer kleinen Menge einer Flüssigkeit gefüllt, die als Schmiermittel dient. Wird dieses System gestört, kommt es zu Adhäsionen, also zu Verklebungen von Organen untereinander und/oder mit dem Bauchfell. Schmerzen, Verdauungsstörungen und Unfruchtbarkeit oder auch ein gefährlicher Darmverschluss können die Folge sein, so wurde es über Jahrzehnte kommuniziert. Daraus speiste sich lange die Motivation, Patienten mit Unterleibsschmerzen mit »befreienden« Operationen zu überziehen.

Gleiten statt scheuern

Die häufigste Ursache für Adhäsionen sind Operationen im Bauchraum, bei denen das Peritoneum immer verletzt wird. Ein ernstes Problem, für das eine Lösung bisher nicht gefunden werden konnte. Aber auch Entzündungen oder Tumoren können das Peritoneum angreifen und zu Adhäsionen führen. Die Antwort der Chirurgie? Die Adhäsiolyse. Dazu wurde früher der Bauch (wieder) aufgeschnitten und die Verklebungen mit Skalpellen oder Scheren wo möglich entfernt. Heute wird schonender mit Endoskopen gearbeitet. Der Bauch der Patienten wird mit CO_2 aufgeblasen, damit die Mediziner Platz zum Schneiden haben. Den Patienten geht es in der Regel nach dem Eingriff deutlich besser. Wobei man erwähnen muss, dass diese Eingriffe selten von dauerhaftem Erfolg gekrönt sind.

Eine Gruppe von Medizinern um den Chirurgen D. J. Swank vom Groene Hart Hospital im niederländischen Gouda ließ in einer Studie bei 100 Schmerzpatienten die Adhäsiolyse gegen Schamanismus antreten. Da sich die Verklebungen mit etablierten Bildgebungsverfahren nicht gut diagnostizieren lassen, wird zur Abklärung eines Verdachtes immer eine Bauchspiegelung – eine endoskopisch durchgeführte Begutachtung des Problemfeldes – vorgenommen. In der Studie wurden bei der Hälfte der Patienten die Adhäsionen gelöst, bei der anderen Hälfte beließen es die Chirurgen bei der Inspektion mit dem Endoskop. Was für ein Ergebnis erbrachte die Studie? Erstaunlicherweise gab es keinen Unterschied zwischen den wirklich operierten und den Patienten aus der Schamanismus-Gruppe. Das suggestive Potenzial des Eingriffes bewirkt die Linderung der Schmerzen, nicht das Lösen der Verklebungen.

6.5 Magenballon gegen Fettleibigkeit

Das Volumen des Magens durch einen Ballon zu verkleinern und damit gegen Fettleibigkeit anzugehen, erscheint als ein intelligentes Konzept, finden Sie nicht auch? Zwischen 400 und 700 Milliliter einer blau gefärbten Kochsalzlösung beinhaltet der Magenballon typischerweise. Die blaue Farbe gehört zum Sicherheitskonzept. Falls der Ballon platzt, ist der verfärbte Urin für die Behandelten das Signal, einen Arzt aufzusuchen. Der Ballon verringert das Magenvolumen um etwa 40 Prozent und führt so bei der Nahrungsaufnahme zu einem früheren Sättigungsgefühl. Wieder ein absolut überzeugender Ansatz. Der Ballon wird spätestens nach einem Jahr wieder entfernt. Bis dahin müssen die Behandelten ein kontrolliertes Essverhalten gelernt haben. Die Methode erbringt in der Regel gute Erfolge.

Eine Gruppe um die niederländische Gastroenterologin Elisabeth Mathus-Vliegen führte im Jahr 2004 eine Studie mit dem Magenballon durch, in der es in den ersten drei Monaten neben der behandelten Gruppe auch eine Sham-Gruppe gab, bei der man nur so getan hatte, als würde man per Endoskop durch die Speiseröhre den Ballon im Magen einsetzen.[49] Eigentlich wäre zu erwarten, dass in der Verum-Gruppe ein deutlich besseres Ergebnis erzielt werden müsste als im Schamanismus-Arm. Hunger und Sättigung werden zwar im Gehirn wahrgenommen und unterliegen einem komplexen Steuerungssystem, aber der mechanische Reiz, den ein gefüllter Magen auslöst, ist am Anfang der zentrale Trigger für die Reizkette bis zum Hypothalamus im Gehirn, der das Sättigungsgefühl subjektiv bestimmt. Dennoch verloren die Teilnehmer der Sham-Gruppe mit 11,2 Kilo in drei Monaten nur unwesentlich weniger Gewicht als die Probanden mit dem Ballon im Magen. Die brachten es auf eine Gewichtsreduktion von 12,9 Kilo. Die Mediziner, die an der Studie mitgewirkt haben, erklärten den Unterschied als statistisch nicht signifikant.

Was wirkt stärker – das Ritual oder der Ballon?

Ganz offensichtlich erzeugt das Gehirn sich sein Sättigungsgefühl selbstständig, in der Annahme, sein Magenvolumen sei durch den Eingriff verkleinert worden. Gleichzeitig muss es aber auch noch die Signale, die vom Magen kommen, der noch nicht den gewohnten Füllstand erreicht hat, ignorieren. Dass diese Anforderungsstruktur, die meist über Jahrzehnte das Essverhalten der Adipösen steuerte, durch Hightech-Schamanismus einfach von heute auf morgen außer Kraft gesetzt werden kann, ist doch ein Wunder oder zumindest eine Erkenntnis, die das große Potenzial schamanischer Medizin erkennbar werden lässt. Das Ritual wirkt hier ganz offensichtlich nicht signifikant schlechter als das aus mechanistischer Perspektive so überzeugende Behandlungskonzept. Die Schlussfolgerung drängt sich auf, dass auch die echte Behandlung eigentlich (ganz überwiegend) durch Suggestion ihre Erfolge erzielt. Wir werden uns um die Perspektiven, wie dieses Potenzial in Zukunft bewusster positiv genutzt werden könnte, noch intensiv kümmern. Aber um diesem zunächst vielleicht seltsam anmutenden Ansatz einer schamanischen Medizin mehr Schubkraft zu verleihen, möchte ich, dass wir uns gemeinsam noch ein paar Beispiele für gelungenen Hightech-Schamanismus ansehen.

6.6 Mit Radiowellen gegen Asthma

Rund 5 Prozent der Erwachsenen und bis zu 10 Prozent der Kinder leiden unter Asthma bronchiale (griechisch *asthma*, »Atemnot«). In schwerwiegenden Fällen müssen Betroffene mehrmals täglich Cortison einnehmen, um die Verkrampfungen der Bronchien abzumildern. In erheblichem Ausmaß gehen Schul- und Arbeitstage verloren. Bei schweren Anfällen sind Krankenhauseinweisungen nötig. Die Lebensqualität wird dadurch also erheblich gemindert.

Seit 2010 ist eine Behandlungsmethode für gravierende Fälle etabliert, die sich bronchiale Thermoplastie (griechisch *thermós*, »heiß«, *plássein*, »formen«) nennt. Wieder ein elegantes minimalinvasives Verfahren. In der Regel in drei Sitzungen wird durch Mund oder Nase ein flexibles Endoskop in die Bronchien der Patienten eingeführt. Dann fahren die Lungenmediziner eine Antenne aus dem Endoskop, die mit Radiowellen Hitze auf die innere Oberfläche der Bronchien überträgt. Für circa zehn Sekunden wird die Bronchie von innen bestrahlt, was zur Folge hat, dass die für die Krämpfe verantwortliche Muskelschicht nachhaltig beschädigt wird. Die Schleimhaut regeneriert sich, die Muskelschicht nicht. In der Regel wird so eine dauerhafte und erhebliche Besserung der Lebensqualität erreicht.

Für die Zulassung der Methode bei der amerikanischen Gesundheitsbehörde FDA (Food and Drug Administration) durfte die bronchiale Thermoplastie in einer Studie mit 288 Teilnehmern gegen eine Sham-Behandlung antreten.[50] Der Eingriff wurde unter leichter Narkose durchgeführt, sodass die Patienten in beiden Gruppen den Einsatz der Hightech-Instrumente miterleben konnten. Die Prozeduren waren die gleichen. Nur in der Placebo-Gruppe blieben die Bronchien kalt und das Muskelgewebe der Bronchien unverletzt. Vor der Lektüre dieses Buches hätten Sie wahrscheinlich gesagt: Na, da kann ja nicht viel passieren. Jetzt vermuten Sie sicher, dass sich auch in dieser Gruppe ein Effekt zeigte. Und Sie haben recht.

Um den Erfolg einer Intervention bei Asthma zu kontrollieren, hat sich ein Fragebogen namens Asthma Quality of Life Questionnaire, kurz AQLQ, etabliert. Die behandelte Gruppe hatte gegenüber der Sham-Gruppe ein signifikant besseres Ergebnis. Dennoch ist das Ergebnis erstaunlich: Infolge der Thermoplastie erreichten 79 Prozent der Patienten im AQLQ-Score eine Verbesserung von mindestens 0,5 Punkten, aber im Studienarm, in dem nur Theater gespielt worden war, waren es immerhin auch 64 Prozent. Also fast zwei Drittel. Wieder ein Ergebnis, das die Wirksamkeit von Erklärungsmodell, Glaube und Behandlungsritual zeigt. Ein weiteres Mal werden allein über das Psychische Vorgänge im Körper therapiert, die doch eigentlich eine eigene reale Pathologie besitzen, die nach unseren biomedizinischen Vorstellungen nicht auf Hokuspokus reagieren dürfte. Wir müssen lernen, diese medizinische Suggestibilität von uns Menschen in der Zukunft intelligenter zu nutzen. Es gibt keine andere Medizin, die so elegant und schonend therapeutische Wirksamkeit entfaltet. Später noch mehr dazu.

6.7 Übersicht

Die Autoren der Metaanalyse zu Sham-kontrollierten Studien bei medizinischen Eingriffen, aus der wir uns gerade einige Beispiele angesehen haben, machen auf Limitationen ihrer Ergebnisse aufmerksam. Da ist zum einen die Tatsache, dass es sich hier leider ausnahmslos um zweiarmige Studien handelt. Besser wäre es, wenn in einem dritten Arm eine Gruppe ohne Behandlung mit ausgewertet worden wäre. Dabei geht es darum, den Effekt der Regression zur Mitte abzuschätzen. Sie erinnern sich: Biologische Systeme haben die Tendenz, zum Normalwert zurückzukehren. Bei Kopfschmerz ist der Beitrag der Regression zur Mitte sicher erheblich. Aber ich denke, bei einer über Jahrzehnte fortdauernden Fettleibigkeit, bei schwerem Asthma, bei über lange Zeit bestehenden Unterleibsschmerzen oder bei einer stabilen Angina Pectoris ist mit einer spontanen Regression der Symptome durch Selbstheilungsprozesse nicht im nennenswerten Umfang zu rechnen. Die Behandlungserfolge, die in diesen Studien in den Kontrollgruppen – also mit Schamanismus – erzielt wurden, sind natürlich auch eine Art Selbstheilungsprozesse, sie zahlen aber komplett auf das Konto des Schamanismus ein und gehören damit nicht zur Wirkung durch Regression zur Mitte.

Ein weiterer Punkt, den die Autoren anführen, scheint im ersten Moment deutlich wichtiger, um die Informationslage bei den Sham-kontrollierten Studien einzuschätzen. Es handelt sich um das Problem, das von Experten »Publication Bias« genannt wird: die Verzerrung der Datenlage durch die Praxis der Veröffentlichung. Bei vielen Wissenschaftlern ist nämlich das Bedürfnis, eine Studie zu veröffentlichen, die gezeigt hat, dass das untersuchte Verfahren an sich wenig oder keine Wirkung zeigt, weniger ausgeprägt, als wenn die Studie ein starkes Ergebnis der Methode dokumentiert. Das führt dazu, dass entsprechende Studien seltener publiziert werden, was wiederum eine verzerrte Einschätzung der (Fach)Öffentlichkeit in Bezug auf das untersuchte Verfahren ergibt. Das Aussortieren der schwachen Studienergebnisse lässt Präparate oder Methoden als wirksamer erscheinen, als sie es tatsächlich sind. Eine gewisse statistische Streuung der Studienergebnisse hinsichtlich der Wirksamkeit ist Normalität. Wenn die Studien mit schwachem Ergebnis aber nicht veröffentlicht werden, werden Prozeduren und Präparate ungerechtfertigt aufgewertet. Ein weithin unterschätztes Problem. Deshalb wollte ich es an dieser Stelle etwas vertiefen. Auch wenn es nicht exakt auf dem Weg unserer Recherche zum Thema Suggestivmedizin liegt.

Ich denke aber, in dem Fall der Sham-kontrollierten Studien stellt sich das Problem des Publication Bias seitens der Wissenschaftler nicht. Wenn ich als Wissenschaftler schon dieses für medizinische Eingriffe ungewöhnliche Studiendesign wähle, dann deshalb, weil ich davon ausgehe, dass es das untersuchte Verfahren des Schamanismus überführen könnte. Und wenn das gelingt, ist es in diesem Fall kein schwaches, sondern ein starkes Ergebnis. Und ich werde mich selbstverständlich darum kümmern, dass dieses Resultat veröffentlicht wird.

Verzerrte Datenlage

Ganz anders stellt sich das Problem des Publication Bias auf der Ebene der Fachjournale dar. Auch von ihnen werden in der Regel bevorzugt Einreichungen veröffentlicht, in denen die starke Wirksamkeit einer medizinischen Intervention gezeigt wird. Unter Umständen stehen sogar finanzielle Interessen dahinter: Anzeigekunden könnten verärgert reagieren, wenn durch die Veröffentlichung einer Studie mit schwachem oder sogar negativem Ergebnis ein schlechtes Licht auf ihr Geschäftsmodell fällt. Umgekehrt gibt es die Tendenz, selbst wissenschaftlich schwache Studien zu publizieren, wenn sie ein positives Ergebnis für das Präparat eines potenten Anzeigekunden erbracht haben. Diese Firmen bestellen nicht selten die für die Verlage lukrativen Sonderdrucke, mit denen die Firmen dann ihre Vertreter ausstaffieren und in die Arztpraxen schicken.

Vor allem im Pharmasektor ist das ein gravierendes Problem. Durch den Publication Bias ist die gesamte Datenlage, auf die sich etwa Fachgesellschaften bei ihren Empfehlungen für oder gegen eine pharmakologische Strategie beziehen, in einem nur schwer abzuschätzenden Maß unvollständig und dadurch verzerrt. Richard Smith, der 23 Jahre für das renommierte *British Medical Journal* arbeitete – 13 Jahre davon als Herausgeber –, beschreibt diese Abhängigkeit der Fachjournale von der Pharmaindustrie eindringlich in seinem Buch *The Trouble with Medical Journals*.[51]

Trotz dieser selbstkritischen Anmerkungen versuchen die Autoren der Metaanalyse, in einem Balkendiagramm einen Überblick zu geben, welchen Beitrag der Placebo-Effekt – bei verschiedenen medizinischen Indikationen und bei verschiedenen Varianten der medizinischen Eingriffe – in ihrer Studie zum Ergebnis der Behandlung leistet.

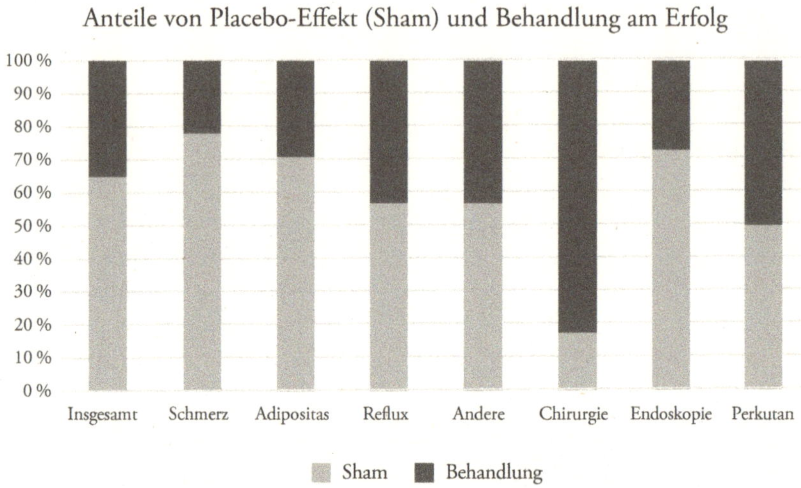

Abb. 2: Die Grafik zeigt den Anteil von Schamanismus am Behandlungserfolg unter drei Aspekten: zunächst den gemittelten Wert in der gesamten Metaanalyse. Dann viermal nach Indikation: Schmerz, Adipositas, Reflux-Krankheit und Andere. Die letzten drei Balken beziehen sich auf das Verfahren. Hier erreichen endoskopische Verfahren mit insgesamt 72 Prozent Placebo-Anteil den mit Abstand höchsten Schamanismuswert. Dieser Wert liegt bei perkutanen Verfahren (perkutan = durch die Haut, etwa das Setzen eines Stents per Katheter) bei 51 Prozent und macht bei chirurgischen Verfahren lediglich 18 Prozent aus.

Auffällig ist der höchste Schamanismus-Wert bei der Schmerzbehandlung. Deshalb wollen wir uns dem Thema Schmerz im nächsten Kapitel etwas eingehender widmen.

7. Kapitel: Schmerz – der rätselhafte Begleiter

Werfen wir nun einen genaueren Blick auf diese mitunter intensive, subjektive Wahrnehmung, deren Spektrum von unangenehm bis unerträglich reicht. Ein lebenswichtiges Signalsystem einerseits, das sich andererseits, wie wir bereits gesehen haben, beispielsweise mit einer an sich wirkungslosen Kochsalzlösung oder mit Placebo-Nadeln überlisten lässt. Und wir werden in diesem Kapitel noch weiteren seltsamen, teils bizarren Erscheinungsformen von Schmerzwahrnehmung begegnen, die uns deutlich vor Augen führen: Die einfachen, landläufigen Einschätzungen, was Schmerzen sind, greifen angesichts dieses komplexen, außerordentlich psychosomatischen Phänomens zu kurz.

7.1 Schmerzen als Warnsignale

Schmerzen sind, so die allgemein verbreitete und äußerst plausible Vorstellung, vor allem ein Warnsystem. Bei einer Verletzung signalisieren sie Gefahr. Wir versuchen reflexhaft, den Auslöser des Schmerzes zu meiden, um unseren Körper vor weiteren Beschädigungen zu schützen. Daraus abgeleitet ergibt sich die Tatsache, dass Schmerzen ein System zur Beeinflussung von Verhalten sind. Wir werden nach einer schmerzhaften Erfahrung in Zukunft versuchen, dem Auslöser dafür aus dem Weg zu gehen. Ein Lerneffekt, der Leben retten kann.

Grundlage für diese Formen der Schmerzerfahrung sind Schmerzrezeptoren. Diese Nozizeptoren (lateinisch *nocere*, »schaden«, *capere*, »fangen«) sind die Enden von Nervenzellen, die vom Rückenmark aus in alle schmerzempfindlichen Gewebe reichen. Die den Schmerz auslösenden Reize – Verletzungen, Druck, Hitze, Kälte und chemische Reize – veranlassen die Nozizeptoren, ein Signal auszusenden, das von den Nervenfasern ins Gehirn geleitet und erst dort von verschiedenen Zentren als Schmerz wahrgenommen wird. So führt der Schmerz zu reflexartigen körperlichen Reaktionen, die durch die Signalankunft in der Formatio reticularis von dort aus bewirkt werden. Der lateinische Fachausdruck bedeutet etwa »netzartige Gestalt« und bezieht sich auf das Aussehen dieses evolutionär uralten, tief im Stammhirn liegenden Neuronen-Netzwerks, das vom oberen Rückenmark bis ins Mittelhirn reicht. Der archaische Charakter dieser Nervenstruktur zeigt sich unter anderem in der Tatsache, dass von hier aus auch die Atmung, der Herzschlag oder das Erbrechen gesteuert werden. Unwillkürliche Bewegungen werden von hier aus ebenfalls koordiniert. Was im Zusammenspiel mit der Schmerzwahrnehmung im Ernstfall gegenüber willkürlich gesteuerten Bewegungen einen lebenswichtigen Zeitvorsprung von einigen Zehntelsekunden bedeuten kann.

Wie komplex das Phänomen Schmerz ist, belegt die Tatsache, dass mindestens noch zwei weitere Institutionen des Gehirns an seiner Verarbeitung mitwirken. Da ist vor allem das limbische System. Diese ringartige Struktur aus mehr als zehn funktionalen Subsystemen (Hypocampus, Amygdala, Fornix …) ist entscheidend an der emotionalen Bewertung von Wahrnehmungsinhalten, am Triebverhalten und an der Gedächtnisbildung beteiligt. Hier wird auch die Ausschüttung von Opioiden in Gang gesetzt, die wesentlich zur körpereigenen Schmerzunterdrückung beitragen. Wichtig für die Schmerzverarbeitung ist auch noch der somatosensorische Cortex (körperempfindende Rinde), jener Bereich der Großhirnrinde, in dem Reize der Körperwahrnehmung verarbeitet und vor allem auch mit einer passenden lokalisierten Körperempfindung repräsentiert werden.

Schmerzen hemmen

Doch auch in die andere Richtung führt ein Weg: Von höheren Zentren des Gehirns aus laufen Nerven hinab ins Rückenmark und können dort die aufsteigenden Schmerzsignale aus dem Körper hemmen. Möglich ist das an den Verbindungsstellen zwischen einzelnen Nervenfasern. Hier muss das Schmerzsignal, das innerhalb der Nervenfasern als elektrischer Impuls wandert, den synaptischen Spalt zwischen den Nervenzellen mittels eines chemischen Transmitters überwinden. An diesen Schaltstellen lässt sich die Weiterleitung der Schmerzsignale beispielsweise durch das Herabregulieren des Neurotransmitters hemmen. Auf diese Weise wirken beispielsweise auch die schon erwähnten körpereigenen Opioide (Morphium-ähnliche Substanzen), die wichtigsten körpereigenen Schmerzhemmer. Der Sinn dieses anti-nozizeptiven Systems, das die Schmerzen als Warnsystem konterkariert, ist einfach: In einer Gefahrensituation kann es tödlich enden, wenn Verletzte, vom Schmerz überwältigt, nicht imstande sind, sich in Sicherheit zu bringen.

Die hier hervorgehobenen drei im Gehirn lokalisierten Institutionen – Formatio reticularis (Stammhirn), limbisches System (Mittelhirn), somatosensorischer Kortex (Großhirnrinde) – sollten nur einen ersten Eindruck von der komplexen, facettenreichen Schmerzverarbeitung auf verschiedenen Ebenen geben. Das Gehirn ist holografisch organisiert. Alle funktionalen Zentren unterhalten über Nervenfasern und Botenstoffe unterschiedlich intensive Kontakte zueinander, tauschen »Informationen« aus beziehungsweise erzeugen diese durch das Zusammenschalten verschiedenster Repräsentations- und Interpretationsorgane.

Schmerzwahrnehmung: keine Einbahnstraße

Wichtig ist in diesem Zusammenhang auch die Erwartung. Unser Gehirn funktioniert bei jedweder Wahrnehmung nicht nur mit einer passiven Aufnahme von Information. Es projiziert ständig Inhalte aus seinem gelernten Erfahrungsschatz in die Wahrnehmungsverarbeitung hinein. Das ist nicht nur wesentlicher Bestandteil der Interpretation der Wahrnehmung. Die Projektion kann die Wahrnehmung, wie wir noch sehen werden, in einem erstaunlichen Maß beeinflussen. Das ermöglicht beim Schmerz die Behandlung durch Suggestion (Schamanismus). Denn medizinische Heilrituale sind seitens der Patienten mit einer starken Erwartungshaltung aufgeladen. Die folgenden Beispiele verdeutlichen aber auch, dass wir noch lange nicht vollständig begriffen haben, was Schmerzen überhaupt sind.

7.2 Bizarre Schmerzerscheinungen

Diese kleine anatomisch-funktionale Einführung ermöglicht es, die folgenden drei Beispiele seltsamer Schmerzerscheinungen besser zu verstehen. Sie zeigen, dass Schmerz mitnichten lediglich ein mechanisch ablaufendes Signalsystem ist, sondern dass auch psychische Faktoren eine entscheidende Rolle spielen können. Alle drei Fälle erscheinen auf den ersten Blick wie Märchen. Sie sind aber in der wissenschaftlichen Literatur dokumentiert.

Bob der Baumeister

Der erste Fall wurde etwa im *British Medical Journal* behandelt.[52] Zu dem Bericht gehört dieses Bild.

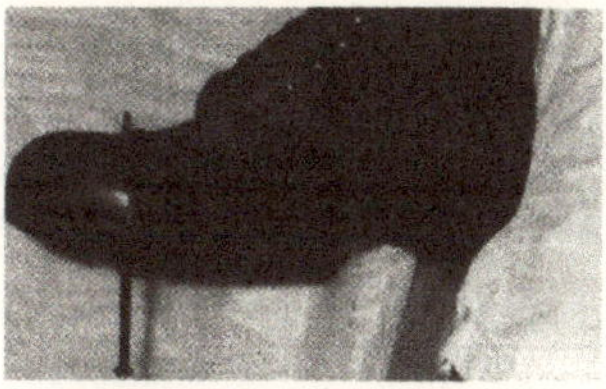

Abb. 3: Ein 15 Zentimeter langer Nagel hat den Schuh des Bauarbeiters von unten her durchbohrt.

Es erzählt vom Fall eines 29 Jahre alten Bauarbeiters in England. Nennen wir ihn Bob. Bob war an diesem Tag etwas unvorsichtig und Kollegen von ihm waren zuvor bereits fahrlässig gewesen. Sie hatten ein Brett auf der Baustelle liegen lassen, aus dem ein 15 Zentimeter langer Nagel mit der Spitze nach oben herausragte. Bob hatte auf einem Stapel von Paletten gestanden und war beim Herabspringen mit einem Fuß auf diesem Nagel gelandet. Die Schmerzen hatten ihn unmittelbar überwältigt. Der herbeigerufene Notarzt fand ihn in seiner Pein nahezu bewegungsunfähig und verabreichte ihm zwei starke Schmerzmittel: Fentanyl und Midazolam. Ohne Bob damit gänzlich von seinen Schmerzen erlösen zu können.

Nachdem es in der Notaufnahme des nächsten Krankenhauses gelungen war, Bobs Fuß von dem Schuh zu befreien, bot sich den Beteiligten ein überraschendes Bild: Der Nagel hatte den Fuß des Bauarbeiters zwischen zwei Zehen durchquert. Kein Blut war geflossen. Der Nagel hatte nicht einmal die Haut zwischen den Zehen verletzt. Bobs Gehirn hatte den überwältigenden Schmerz also selbstständig generiert, und zwar aus suggestiven kontextuellen Informationen und aus eigenen Erfahrungen mit tatsächlichen Verletzungen. Aus dem Wissen, dass massive Metallstäbe, die Körperteile durchdringen, Schmerzen hervorrufen müssen, und aus dem sozialen Kontext, den entsetzten Gesichtern von Bobs Kollegen. Die Schmerzen fühlten sich für Bob so real an, wie es nur sein konnte. Und die starken Schmerzmittel, die ja eigentlich biochemisch in den

Wahrnehmungsprozess realer Schmerzen eingreifen – der bei Bob nicht stattfand – brachten immerhin etwas Linderung. Der Engländer würde sagen: *strange*! Wir sagen: Ein wunderbares Beispiel für einen starken Nocebo-Effekt.

Was ich nicht weiß, macht mich nicht heiß

Noch etwas schwerer zu verdauen ist die Geschichte, die zum folgenden Bild gehört.

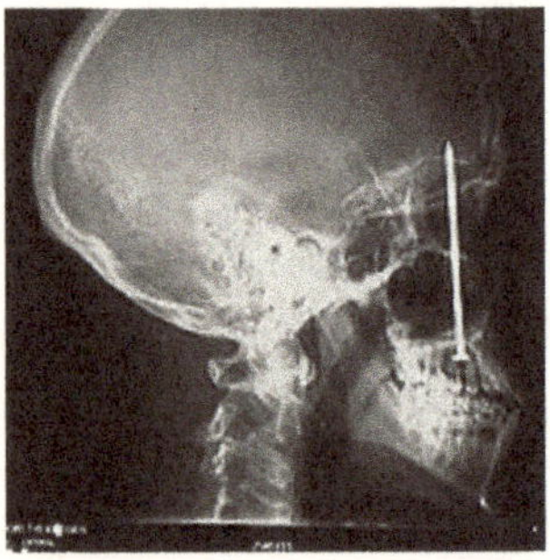

Abb. 4: Sechs Tage steckte der 10 Zentimeter lange Nagel im Gesichtsschädel des Handwerkers. Erst dann wurden die Schmerzen so unangenehm, dass der Zimmermann sich entschloss, zum Arzt zu gehen. Er hatte den Unfall verdrängt.

Nagelpistolen sind eine praktische Erfindung. Mit Druckluft schießen sie selbst 10 Zentimeter lange Nägel in massives Holz. Doch diese Technik ist auch nicht ganz ungefährlich. Wie es sich im Fall von – nennen wir ihn Gerry – genau verhalten hat, wird sich nie ganz aufklären. Denn zu der erstaunlichen Geschichte des Zimmermanns aus Denver gehört, dass er den entscheidenden Moment in seinem Gedächtnis nicht zur Verfügung hat. Ob er tatsächlich extrem abgelenkt war oder ob sein Gehirn den krassen Vorgang aus Furcht sofort gelöscht oder als zu abstrus, um wahr zu sein, verdrängt hat, ist im Nachhinein nicht mehr zu ermitteln. Tatsache ist aber, dass Gerry sich einen 4-Zoll-Nagel aus Versehen und doch sehr geschickt von der Unterseite seines Kiefers durch die Mundhöhle, den Oberkieferknochen und das Höhlensystem seiner Nase hindurch und durch den Schädelknochen bis ins Gehirn geschossen hat. Und dies so geschickt, dass keine nennenswerten Blutungen auftraten, die den normalerweise mit heftigen Schmerzen verbundenen Vorgang für Gerrys Gehirn optisch hätten dingfest machen können.[53]

Sechs Tage ging der Zimmermann zur Arbeit, nahm Essen zu sich und schlief, bis das, was Gerry für Zahnschmerzen hielt, so unangenehm wurde, dass er einen Zahnarzt aufsuchte. Das überraschende Ergebnis der Untersuchung mit einem Röntgenapparat dokumentiert die obige Aufnahme. Bei Gerry war definitiv Gewebe in erheblichem Umfang beschädigt worden. Die biologische Voraussetzung für eine Schmerzberichterstattung aus dem Körper an das zentrale Nervensystem war also durchaus gegeben. Doch sein Gehirn war, warum auch immer, nicht bereit, die entsprechenden Informationen adäquat zur Kenntnis zu nehmen. Dieser Fall ist, so bizarr er sich im ersten Moment ausnimmt, im Kontext der Erforschung des Placebo-Effekts nicht wirklich überraschend. Schließlich haben wir schon an der historischen Wurzel der Placebo-Forschung beim Militärarzt Beecher gesehen, dass auch die Schmerzen schwerster Kriegsverletzungen mit Salzwasser gut zu behandeln sind. Offenbar ist in vielen Fällen das, was das Gehirn annimmt, wichtiger als das, was tatsächlich passiert.

Schmerz als Bestandteil der Persönlichkeit

Lässt sich das noch steigern? Eine nicht vorhandene Schmerzquelle, die den Pseudopatienten schier um den Verstand bringt, und eine massive Verletzung mit einem Nagelgeschoss im Gesichtsschädel, die der Betroffene tagelang kaum wahrnimmt? Für mein Empfinden ist die folgende Geschichte noch eine Nummer gruseliger. Es handelt sich um eine von zwei entsprechenden Fallschilderungen, die im Jahr 2007 im Fachjournal *Pain* erschienen.[54] In einem der Fälle geht es um einen 57-jährigen Architekten, der seit über zehn Jahren an schweren chronischen Rückenschmerzen litt. Bei ihm waren schon einige chirurgische Interventionen in Anschlag gebracht worden, die von unserer etablierten Medizin in vergleichbaren Fällen so gerne aufgeboten werden.

Auf einer Röntgenaufnahme war ein Bandscheibenvorfall entdeckt worden, der operativ entfernt wurde. Als sich abzeichnete, dass diese Maßnahme keinen Effekt auf die Schmerzen hatte, griffen die Chirurgen zu einem weiteren Standard der Wirbelsäulenchirurgie: In der Überzeugung, dass die Ursache der Rückenschmerzen irgendwie an der Stelle des Bandscheibenvorfalls lokalisiert sein müsse, versteiften sie dort die beiden benachbarten Wirbelkörper miteinander. Auch diese Maßnahme hatte kaum einen Einfluss auf die Schmerzen. Allerdings bekam der Patient eine postoperative Wundinfektion und in der Folge brennende Schmerzen und Taubheitsgefühle im rechten Bein. Die Mediziner versuchten mit einem ganzen Arsenal an Psychopharmaka und Analgetika gegen die Schmerzen vorzugehen. So schluckte der Patient am Ende 18 Tagesdosen Oxycodon, ein halbsynthetisches Schmerzmittel, das stärker als Morphium wirkt. Bei einem »untrainierten« Patienten würde das wohl einer Sterbehilfe gleichkommen. Alle diese pharmakologischen Maßnahmen blieben jedoch ohne befriedigenden Erfolg.

Dann kam »Hilfe« von einer unerwarteten Seite: Der Architekt wurde zu Hause bewusstlos aufgefunden. Er hatte einen Schlaganfall erlitten und in der Folge eine schwere Amnesie. Mit bildgebenden Verfahren konnte zwar keine organische Beschädigung des Gehirns festgestellt werden, dennoch war sein Gedächtnis so sehr beeinträchtigt, dass er nicht mehr wusste, wer er war. Der Architekt hatte aber nicht nur seine Persönlichkeit verloren, sondern auch seine Schmerzen im Rücken und im Bein. Die Taubheitsgefühle im Bein waren ebenfalls verschwunden. Der enorme Schmerzmittelkonsum konnte daraufhin sofort komplett eingestellt werden.

Erstaunlich, oder? Zumindest die Ursachen für die Schmerzen und die Taubheitsgefühle im Bein waren durch den letzten medizinischen Eingriff verursacht und damit real nachvollziehbar begründet. Wie konnten sie durch den Schlaganfall beziehungsweise durch den dadurch bedingten Persönlichkeitsverlust gelöscht werden? Sein ganzes Faszinosum entfaltet dieser Fall jedoch erst in der Langzeitbetrachtung. Im Laufe der folgenden zwei Jahre kehrte die Erinnerung Schritt für Schritt zurück. Und in dem Maße, wie der Architekt seine Persönlichkeit wiederfand, stellten sich auch die Schmerzen und die Taubheitsgefühle wieder ein.

Die drei Beispiele belegen eindrücklich, wie sehr die Vorstellung vom Schmerz als einem bloßen Warnsignal bei Verletzungen zu kurz greift. Das mechanistische Modell von »Schmerzklingelknöpfen« im Körper und der angeschlossenen Alarmglocke im Kopf, kann ein Bestandteil des tatsächlichen Schmerzgeschehens sein. Aber Schmerz kann auch vollständig vom Gehirn erzeugt werden. Oder das Gehirn kann die Zusammenhänge, die eigentlich zu Schmerzen führen müssten, vollständig ignorieren und den Schmerz einfach nicht stattfinden lassen.

Diese im ersten Moment irritierende Erkenntnis birgt allerdings auch ein großes positives Potenzial: Wenn die Psyche einen so großen Einfluss auf das Schmerzempfinden haben kann, dann liegt es nahe, dass es die Möglichkeit geben muss, Schmerzen durch Suggestion zu behandeln. Wir haben in diesem Buch ja bereits mehrere Studien besprochen, die diese suggestive Schmerzlinderung in der Folge medizinischer Prozeduren belegen. Das zeigt eine Form von Schamanismus, die der pharmakologischen oder der chirurgischen Strategie deutlich überlegen ist. Denn hier treten keine postoperativen Wundinfektionen auf und es besteht keine Gefahr, etwa von Opiaten abhängig zu werden.

8. Kapitel: Noch mehr wirksame Suggestivmedizin

Ich möchte mit diesem Buch eine Lanze für die Suggestivmedizin brechen und würde ab hier mit Bezug auf diese Medizin am liebsten nicht mehr vom »Placebo« sprechen. Denn ich fürchte, dass dieser Begriff durch seine fortwährende, jahrhundertelange Nennung im Zusammenhang mit dem »nur« für immer mit Assoziationen von Scharlatanerie, Einbildung und Quacksalberei kontaminiert ist. Für eine sanftere, klügere Medizin der Zukunft, die weniger Apparate und weniger Pharmazie braucht und stattdessen das enorme Potenzial stärker nutzt, welches die medizinische Suggestibilität des Menschen bereitstellt, muss dieses Thema neu gedacht und bewertet werden.

Damit umgehen wir auch die einigermaßen schizophrene Situation, in die Mediziner sich begeben, wenn sie ihren Patienten erklären, dass sie jetzt mit einem Placebo behandelt werden: »Wie bitte? Mit einem wirkungslosen Medikament?« Denn Offenheit und Ehrlichkeit im Arzt-Patienten-Verhältnis muss weiterhin oberstes Gebot bleiben. Therapeutische Ansätze müssen Mediziner ihren Patienten wahrheitsgemäß darlegen. Wenn Mediziner ihren Patienten aber erklären können, dass sie ihnen eine Suggestivtherapie empfehlen, die in Studien ihre gute, meist nebenwirkungsfreie Wirksamkeit zweifelsfrei unter Beweis gestellt hat, ist das in meinen Augen eine sowohl in wissenschaftlicher wie in menschlicher Hinsicht tragfähige Basis für eine medizinische Behandlung.

Open Label Placebo

Dazu ist eine Information wichtig, die schon in mehreren Studien Bestätigung fand. Auch offen verabreichte Placebos (Open Lable Placebo) können heilen.[55] So wurden in einer im Jahr 2010 veröffentlichten Studie 80 Patienten, die am Reizdarmsyndrom erkrankt waren, ausführlich darüber aufgeklärt, dass sie in der Untersuchung mit einem Placebo-Präparat behandelt würden, das an sich keinerlei Wirkung habe. Aus den verschiedensten Zusammenhängen sei aber bekannt, dass sich auch mit solchen Placebo-Gaben über psychosomatische Selbstheilungsprozesse eine starke medizinische Wirkung erreichen lasse. Die Kontrollgruppe erhielt in diesem Fall keine Behandlung. Die Studie war mit insgesamt 80 Probanden nicht sehr groß und auch die Beobachtungszeit war nicht lange. Allerdings verbesserten sich die Reizdarmsymptome bei den mit Placebo behandelten Patienten gegenüber der Kontrollgruppe signifikant.

Derzeit laufen entsprechende Untersuchungen zur chronischen Müdigkeit in der Krebstherapie oder bei chronischen Rückenschmerzen. Die Anwendung von Open Label Placebos hat außerdem einen entscheidenden Vorteil gegenüber Placebos, die verdeckt anstelle von Medikamenten eingesetzt werden, wie es in Pharma-Studien der Fall ist. Die verdeckten Placebos ziehen – durch die Erwartungshaltung der Patienten – oft in einem erheblichen Ausmaß auch die negativen Nebenwirkungen der echten Medikamente auf sich. Der klassische Nocebo-Effekt. Von dieser Last werden offene Placebos befreit. Die Forschung steht hier noch relativ am Anfang. Doch geht es in einer zukünftigen Suggestivmedizin auch nicht vornehmlich um die Anwendung von Placebo-Präparaten, wie wir später noch sehen werden.

Lassen Sie uns dafür weitere Beispiele für Suggestivmedizin begutachten, die einen Eindruck davon vermitteln, wie vielgestaltig die Suggestibilität der Menschen im Kontext der Medizin schon jetzt auftritt. Und das, obwohl es bisher erst wenige Versuche gegeben hat, das Spektrum der Suggestivmedizin aktiv zu erweitern. Bislang wurde das Placebo in der Pharmazie und der Eingriff *against sham* in der invasiven Medizin schließlich nahezu ausschließlich als Kontrollinstrument verwendet, um die tatsächliche Wirksamkeit medizinischer Interventionen zu untersuchen. Erkenntnisse über das Potenzial von Placebos waren sozusagen das Abfallprodukt einer Qualitätsprüfung – keine grandiose Ausgangsposition für ein therapeutisches Konzept. Wie wird sich dieses Feld aber erst ausweiten, wenn sich Pioniere aufmachen, um weitere, neue, medizinisch wirksame »schamanische« Rituale zu entdecken, zu entwickeln und zu erforschen. Ganz nebenbei werden sich dabei auch neue Einblicke in das bisher nur unzureichend verstandene Zusammenspiel von Leib und Seele ergeben. So wie es in der Geschichte der Placebo-Forschung bisher auch der Fall war.

8.1 Parkinson – Behandlung mit Grusel-Faktor

Wir nähern uns langsam den möglichen Perspektiven, in welchen Formen eine rituelle Therapie, eine Suggestivbehandlung oder sagen wir: ein neu gedachter Schamanismus die Weiterentwicklung der Medizin bereichern könnte. Das folgende Beispiel erweitert die Bandbreite der Anwendungsmöglichkeiten einmal mehr. Wir hatten die Schmerztherapie als den klassischen Beweis der Wirksamkeit der Suggestivbehandlung. Die Erfolge in der Orthopädie könnte man darunter subsummieren. Schließlich handelt es sich letztlich auch da vor allem um eine Schmerzbehandlung. Doch Rücken- oder Knieprobleme haben auch funktionelle Aspekte. Bei Herz-Kreislauf-Problemen waren ebenfalls Behandlungen wirksam, die sich in Studien als Hightech-Schamanismus erwiesen.

Selbst bei der Behandlung von Adipositas war die Suggestion ähnlich hilfreich wie der medizinische Eingriff. Betrachten wir nun ein Beispiel aus dem Gebiet der neurodegenerativen Erkrankungen, das erneut die erstaunliche Wirksamkeit von Hightech-Schamanismus dokumentiert: die Behandlung von Parkinson mit transplantierten Dopamin-produzierenden Nervenzellen.

Parkinson, früher auch treffend als Schüttellähmung bezeichnet, ist die zweithäufigste neurodegenerative Erkrankung auf unserem Planeten. Etwa 1 Prozent der Menschen über 60 Jahre ist davon betroffen. Grund genug, intensiv nach Heilungsmöglichkeiten zu suchen. Das zentrale Problem bei Morbus Parkinson – benannt nach dem englischen Arzt James Parkinson (1755–1824), der die Krankheit erstmals im Jahr 1817 beschrieben hat – liegt im Absterben der Dopamin-produzierenden Nervenzellen in einer Region im Zentrum des Gehirns, die wegen ihrer dunklen Färbung Substantia nigra (lateinisch *niger*, »schwarz«) heißt. Der Botenstoff Dopamin ist über eine ganze Kaskade von Prozessen und Gehirn-Organellen an der Kontrolle von Bewegungen beteiligt. Er ist unter anderem wichtig für eine frühe neuronale Aktivität, die zunächst überhaupt erst die Bereitschaft für die Bewegung im Gehirn organisiert. Eine Störung auf dieser Ebene ist mitverantwortlich für das Parkinson-typische Zittern, das als unsichere Bereitschaft gedeutet werden kann, oder auch für Bewegungslosigkeit (fehlendes Bereitschaftspotenzial). Zu den Leitsymptomen bei Parkinson gehören neben dem Zittern auch die Muskelsteifheit und das unsichere, im fortgeschrittenen Zustand trippelnde und schlurfende Gangbild. Parkinson-Patienten werden nicht dement, allerdings verlangsamt sich das Denken fortschreitend.

Nervengifte, Virusinfektionen oder genetische Dispositionen können die Ursache von Morbus Parkinson sein. Heute lässt sich die Krankheit relativ gut medikamentös kontrollieren. Die wichtigste Aufgabe besteht darin, den Dopaminspiegel im Gehirn auf einem physiologischen Level zu halten – entweder durch die Stimulation der noch verbliebenen, funktionsfähigen Dopamin-produzierenden Zellen oder durch einen Ersatzstoff, der die Funktion des Dopamins übernimmt. Da die Symptome im Laufe der Zeit schlimmer werden, müssen Mediziner den medikamentösen Zugriff auf die Krankheit ständig nachjustieren und immer höhere Dosen der Mittel verschreiben. Kein Wunder, dass Wissenschaftler versuchen, eine ursächliche Behandlung zu finden, die Parkinson heilt.

Frankenstein lässt grüßen

Eine zugegebenermaßen etwas gruselige Methode stand um die Jahrtausendwende für einige Jahre hoch im Kurs. Die Transplantation von embryonalen Stammzellen, die das fehlende Dopamin dem Gehirn der kranken Empfänger wieder zur Verfügung stellen sollten. Dazu müssen die entsprechenden Nervenzellen nicht nur aus der Substantia nigra von abgetriebenen Embryonen entnommen werden, sie müssen auch möglichst exakt im Gehirn der Patienten platziert werden. Dies geschieht mit Injektionsnadeln, die durch Löcher in der Schädeldecke in das Zielgebiet tief im Gehirn geführt werden. Ich möchte die Prozedur gerne etwas genauer schildern. Denn sie ist mit ihrer schillernden Mischung aus Frankenstein und High-End-Medizin (auch wenn frühe Formen der Schädelöffnung bereits in der Jungsteinzeit vorgenommen wurden) ein glänzendes Beispiel für Hightech-Schamanismus, der ja umso besser wirkt, je beeindruckender die Methode auftritt.

Vor dem Eingriff steht die Bildgebung vom Gehirn der Parkinson-Patienten mittels Kernspintomografie. Sie liefert dreidimensionale Bilder aus dem Kopf und macht so die exakte Planung des Eingriffs möglich. Schließlich muss sichergestellt werden, dass die Neurochirurgen die Nadeln absolut präzise im richtigen Winkel vom richtigen Eintrittsort aus durch den richtigen Zugangskanal in das Gehirn befördern können.

Um das zu gewährleisten, führen die Mediziner hier eine stereotaktische Operation durch (griechisch *stereós*, »hart, starr«, *taxis*, »Einrichtung«). Die starre Einrichtung ist dabei der stereotaktische Rahmen, der fest mit dem Schädelknochen verschraubt wird und mit dessen Hilfe es möglich ist, chirurgische Instrumente geometrisch exakt in das Gehirn zu führen, um die Gefahr von Verletzungen möglichst auszuschließen. Eine martialisch anmutende Installation. Wenn alles eingerichtet ist, folgt nach Schnitten in die Kopfhaut die Trepanation (griechisch *trýpanon*, »Bohrer«).

Ein Eingriff, der unter die Haut geht

Ich war mehrmals bei solchen Eingriffen am Schädel mit dabei und bin sonst im OP eigentlich einigermaßen unempfindlich. Aber bei diesen Operationen empfand ich sowohl das Geräusch des Bohrers als auch den Geruch des versengten Knochenmaterials als außerordentlich unangenehm. Was für eine irre Erfahrung muss dieser Eingriff erst für die Patienten sein? Schließlich erhalten diese nur eine lokale Anästhesie, um den Schmerz am Bohrloch und an den Spannschrauben für den stereotaktischen Rahmen zu unterdrücken, und darüber hinaus nur ein Beruhigungsmittel. Ansonsten sind sie aus Sicherheitsgründen wach. So können Neurochirurgen im Dialog mit den Patienten mögliche Ausfallerscheinungen feststellen und darauf reagieren, wenn sie die Injektionsnadeln durch das Nervengewebe zum Zielort führen. Im Gehirn selbst gibt es keine Schmerzrezeptoren. Ich glaube, es ist nicht ganz leicht, sich eine beeindruckendere medizinische Erfahrung vorzustellen als diese Invasion in den eigenen Kopf. Und tatsächlich war der Eingriff in der medizinischen Praxis im Schnitt überaus erfolgreich.

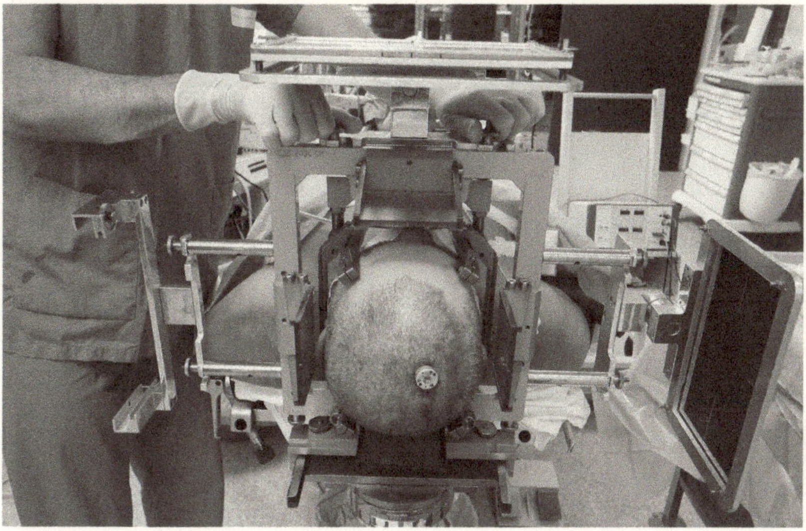

Abb. 5: Vor einem stereotaktischen Eingriff wird der massive Metallrahmen am Schädel des Patienten festgeschraubt, um eine exakte und sichere Führung der OP-Instrumente zu gewährleisten. Die Patienten sind bei diesem Eingriff wach und erhalten nur eine Medikation gegen die »äußeren« Kopfschmerzen. (© Alamy Stock Foto/ASTIER – CHRU LILLE/BSIP)

Dennoch entschloss sich ein Team um die US-amerikanische Wissenschaftlerin Dr. Cynthia McRae im Jahr 2002, dieses Verfahren in einer aufwendigen Studie gegen Sham antreten zu lassen.[56] Selbstverständlich waren die 40 teilnehmenden Patienten – alle litten an fortgeschrittenem Parkinson – über das Studiendesign informiert. Sie bekamen auch zugesichert, dass, wenn sie in der Schamanismus-Gruppe sein sollten und im Gegensatz zu den wirklich behandelten Patienten keinen Vorteil von dem Placebo-Eingriff haben sollten, sie im Anschluss an die Entblindung nach einem Jahr die echte Behandlung bekommen konnten. Die Löcher waren dann ja immerhin schon gebohrt. Wie überhaupt die Patienten in der Sham-Gruppe genau die gleiche Behandlung erfuhren wie die Patienten der Verum-Gruppe. Bis auf das Einstechen der Nadeln (das man im Gehirn nicht spürt) und die Injektion der embryonalen Stammzellen. Diese Studie war doppelblind. Hier wussten also auch die in der Nachsorge betreuenden Mediziner und Pfleger bis zum Ende der Nachbeobachtung nicht, zu welcher Gruppe ihre Patienten gehörten.

Die Studie hatte ein einjähriges »Follow up«, also eine Nachbeobachtung, die eine Woche nach dem Eingriff zum ersten Mal stattfand und dann dreimal im Abstand von je vier Monaten wiederholt wurde. In dieser Nachbeobachtung ging es um zahlreiche Parameter. Selbstverständlich wurden die neurologischen und muskulären Auswirkungen in jeder Hinsicht dokumentiert. Sowohl die Einschätzungen der Patienten als auch die der Mediziner und Pflegekräfte, die an der Studie mitwirkten. Zusätzlich wurden Quality-of-Life-Befragungen durchgeführt. Zufriedenheit mit dem Eingriff und emotionale Aspekte wie der Depressions- und Angstscore, Antrieb und soziale Aktivitäten wurden abgefragt, um nur die wichtigsten zu nennen. Natürlich waren die Initiatoren der Studie gespannt, ob und wenn ja wie sehr die tatsächliche Behandlung der Placebo-Chirurgie überlegen war. Ob das medizinische Personal die Gruppen voneinander unterscheiden konnte. Und ob der Effekt mit der subjektiven Einschätzung der Patienten korrelierte, zu welcher der beiden Gruppen sie gehörten. Eine großartige Studie – wenn Sie mich fragen.

Ein starker Placebo-Effekt

Der Placebo-Effekt war sehr stark in dieser Studie – heißt es zweimal in der Auswertung. Die Nachbeobachtung erbrachte keinen Unterschied bei den Quality-of-Life-Befragungen zwischen der tatsächlich transplantierten und der Schamanismusgruppe. Beide Gruppen profitierten gleichermaßen von dem Eingriff. Bei den medizinischen Kriterien zeigten sich in beiden Gruppen statistisch im Durchschnitt deutliche Verbesserungen. Dennoch waren zwei Gruppen mit unterschiedlichen Behandlungserfolgen zu erkennen. Doch diese ergaben sich nicht aus den tatsächlich oder nur zum Schein Operierten, sondern aus dem Glauben der Studienteilnehmer, ob sie zur Verum- oder zur Placebo-Gruppe gehörten. Wie erwartbar hatten die Patienten, die überzeugt waren, die embryonalen Stammzellen bekommen zu haben, in allen Belangen bessere Ergebnisse als die Zweifler. Unabhängig davon, ob sie die Zellen erhalten hatten oder nicht.

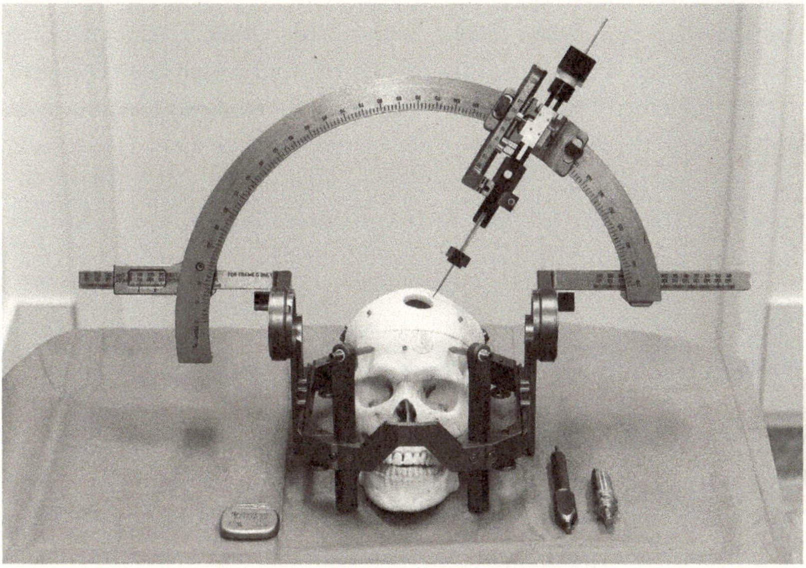

Abb. 6: Der Eingriff im Gehirn mit einem stereotaktischen Rahmen für die Instrumente ergibt ein beeindruckendes Bild.[57] (© Bernhard Weizenegger)

Für die medizinisch weitgehende Wirkungslosigkeit des Eingriffs an sich spricht weiterhin die Tatsache, dass auch das medizinische Personal nicht imstande war, Placebo- von Verum-Patienten sicher zu unterscheiden. Weder mit Bezug auf medizinische noch auf psychosoziale Parameter. Mit zwei Ausnahmen: In der sogenannten Off-Phase, das ist, wenn die Symptome im Auslaufen der weiterhin verabreichten Medikation wieder auftreten, gab es bei den tatsächlich Operierten beim Zittern einen leichten Vorteil. Und bei der Muskelsteifheit nahmen sie auch einen Vorteil bei den Transplantierten wahr und eine Verschlechterung in der Schamanismus-Gruppe. In der Befragung der Patienten konnte dieser Unterschied jedoch nicht identifiziert werden. Einen kleinen Effekt hatte die Methode dann also doch. Dass sie heute kaum noch angewendet wird, liegt wohl nicht nur an der Studie von Cynthia McRae und ihren Kollegen. Tatsächlich gab es eine ganze Reihe weiterer Schamanismus-kontrollierter Studien zu diesem Eingriff, die ähnliche Ergebnisse erbrachten. Doch die Neurochirurgen hätten wohl wegen des zuverlässig sich einstellenden Placebo-Effekts die Methode weiter angewandt. Ausschlaggebend für die Abkehr von der Methode war eher ein Tierversuch, bei dem sich nach der Stammzelltransplantation im Gehirn der Tiere unheilbare Teratome gebildet hatten. Teratome sind Krebsgeschwulste aus Stammzellen, bei denen die Genetik außer Kontrolle geraten ist.

Wirkung durch Ritual und Narrativ

Die Erfolge, die die Stammzelltherapie bis dato gefeiert hatte und die Tatsache, dass sie in der Kontrolle gegen Schamanismus weitgehend versagte, wirft ein helles Licht auf das Potenzial des Hightech-Schamanismus. Diese Therapieform geht bei Morbus Parkinson einher mit einem extrem beeindruckenden Ritual, dem Aufbohren des Schädels und dem Eintauchen in das Gehirn der Patienten. Wir hatten schon gesehen, dass die Injektion mit einer Spritze und das Setzen von Akkupunkturnadeln eine starke Placebo-Wirkung besitzen. Um wie vieles stärker muss da die Trepanation des Schädels und das Eintauchen der Nadeln ins Gehirn eine suggestive Kraft entfalten?

Ich hatte bereits erwähnt, dass schon in der Jungsteinzeit Trepanationen durchgeführt worden sind. Die meisten der behandelten Menschen haben offenbar überlebt, was an verheilten Knochenwunden erkennbar ist. Die ältesten entsprechenden Funde aus Marokko datieren Forscher in eine Zeit vor 12 000 Jahren. In ganz Europa und Südamerika wurden solche Funde gemacht. Anthropologen rätseln, ob es sich dabei um schamanisch-medizinische Eingriffe handelte – etwa um böse Geister aus dem Kopf zu entfernen – oder um Opfer-Rituale zur Beschwichtigung höherer Wesen. Naheliegend ist auf jeden Fall, dass bei den Parkinson-Patienten sowohl die suggestive Wirkung des Eingriffs an sich als auch das starke und ein wenig anrüchige Narrativ (lateinisch *narrare*, »erzählen«) von den embryonalen Stammzellen die Methode mit suggestivem Potenzial aufgeladen hat.

Erinnert das nicht an die Rezepturen der Heilmittel, die jahrtausendelang die Kräutermedizin in Europa prägten? Schlangenzungen, Krötennasen und zerstoßener Fledermauskot. Alraunen, die auf Galgenhügeln aus den Samen der Gehenkten wuchsen, die – bei Vollmond aus der Erde gezogen – jämmerlich schrien. Ein gruseliges Narrativ lädt das Wirkungspotenzial von Medizin auf. Medizin wirkt besser, wenn sie bitter schmeckt. Die Transplantation von embryonalen Stammzellen für Parkinson-Patienten reiht sich würdig in diese Tradition ein. Insgesamt bietet dieser Eingriff den Behandelten eine überwältigende Show.

8.2 Konditionierte Placebos

Anfang des 20. Jahrhunderts entwarf der russische Arzt und Nobelpreisträger Iwan Petrowitsch Pawlow (1849–1936) einen Versuch, der in die Geschichte der Medizin und der Psychologie eingehen sollte. Wahrscheinlich kennen sie die Geschichte. Bei seinen Forschungen zum Verdauungssystem hatte Pawlow beobachtet, dass einige der Hunde, die er für seine Versuche in einem Zwinger hielt, schon beim Geräusch des heranschlurfenden Tierpflegers zu sabbern begannen. Noch bevor sie den Pfleger mit seinem Futtereimer sehen konnten. Sie und ich hätten daran vermutlich nichts überraschend gefunden. Das Geräusch steht für die Information: Jetzt kommt Futter. Doch Pawlow wollte den Zusammenhang genauer erkunden.

In einer Versuchsreihe ließ er, immer wenn den Hunden ihr Fressen vorgesetzt wurde, eine Klingel läuten. Nach wenigen Tagen reichte der Klingelton allein, um den Speichelfluss in Gang zu bringen. Auch wenn es gar kein Fressen gab. Das Entscheidende an dieser Beobachtung war, dass es sich bei der Reaktion Speichelfluss um einen erlernten Reflex auf einen unspezifischen Reiz handelte und nicht etwa um eine durch die Vorstellung von herannahendem Futter hervorgerufene Reaktion. Der Ton löst unmittelbar den Speichelfluss aus. Sozusagen unter Umgehung der Vorstellung von Futter. Das ist in zahllosen Variationen dieses Versuchs bei fast allen höheren Tierarten bestätigt worden. Der »konditionierte Reflex« ist das Ergebnis eines Lernvorgangs, der es Organismen ermöglicht, sich auch kurzfristig an veränderte Umgebungsbedingungen anzupassen. Ein evolutionsbiologisch tief verwurzelter Mechanismus.

»Zaubertrank« unterdrückt das Immunsystem

Im Jahr 2002 verwandelte ein Team um den Psychologen Manfred Schedlowski ein ganzes Institut für Medizinische Psychologie und Verhaltensimmunbiologie an der Uniklinik Essen für einige Zeit in eine Art Lebensmittellabor. Das Team war auf der Suche nach einem »starken Getränk« in Bezug auf Farbe, Geschmack und Mundgefühl. Damit sollte eine Suggestivtherapie erprobt werden, die sich auf den konditionierten Reflex stützen sollte. Es ging um das Problem der Immunsuppression bei Transplantationspatienten. Diese Patienten müssen, um Abstoßungsreaktionen gegen das fremde Organ zu unterdrücken, Medikamente schlucken, die das Immunsystem herabregeln. Das birgt nicht nur die Gefahr einer erhöhten Anfälligkeit für Infekte. Ebenso steigt das Krebsrisiko, da das Immunsystem auch dafür zuständig ist, entartete Zellen zu entdecken und zu eliminieren. Das sind die systemischen und unvermeidlichen Risiken durch Immunsuppression. Dazu kommt aber, dass die meisten Medikamente, die hier zum Einsatz kommen, auch giftig für Nieren und Nervengewebe sind und das Risiko für einen Herz-Kreislauf-Tod erhöhen. Ein guter Grund also, die Dosis dieser Pharmazeutika so niedrig wie möglich zu halten.

Manfred Schedlowski hatte die Idee, ganz nach dem Vorbild von Pawlows Konditionierung, die Gabe eines wirksamen Medikaments zur Immunsuppression (Futter) mit der Verabreichung eines möglichst beeindruckenden Getränks (Glockenton) zu kombinieren. In der Hoffnung, dass dieses Getränk nach einer gewissen Zeit zusammen mit der Gabe eines Placebo-Medikaments ebenfalls dazu beitragen würde, das Immunsystem zu unterdrücken, ohne dass das Suggestivgetränk die zellschädigende Wirkung des Medikaments mit sich brachte. Das Suggestivgetränk bestand im Wesentlichen aus Erdbeermilch, Lavendelöl und grüner Lebensmittelfarbe. An der Studie nahmen 30 Nierentransplantierte teil, die drei Tage lang zweimal täglich den farblich und geschmacklich intensiven Suggestivtrank zusammen mit ihrem Medikament zu sich nahmen.[58] Schon nach dieser kurzen Zeit konnten die Wissenschaftler nachweisen, dass der »Zaubertrank« auch als Placebo – also ohne das wirksame Medikament – imstande war, die gewünschte Modulation des Immunsystems zu bewirken.

Der Effekt schwächte sich zwar mit der Zeit ab. Es war aber möglich, die Wirkung des Suggestivgetränks durch die Gabe von geringen Mengen des echten Medikaments für lange Zeit zu stabilisieren. Schedlowski und sein Team widmen sich in ihrer Forschung weiter dem Thema der Reduktion der belastenden Pharmakotherapie durch konditionierte Placebos. Sie wollen unter anderem untersuchen, welche Farb- und Geschmacksvarianten sich bei der Immunsuppression als besonders effektiv erweisen. Wir erinnern uns an die unterschiedlich starke Wirksamkeit von Placebos in der Schmerztherapie je nach Größe und Farbe der verwendeten Pillen. Dabei ist Immunsuppression ein Anwendungsgebiet, dessen Bedeutung kaum überschätzt werden kann. Viele Patienten mit schweren Autoimmunerkrankungen wie Asthma oder Rheuma müssen lebenslang die belastenden Immunsuppressiva schlucken. Suggestivtherapeutika können hier Millionen Menschen zu besserer Gesundheit und höherer Lebensqualität verhelfen.

8.3 Suggestion gegen Depression

Depression gehört zu den schwersten Krankheiten. Laut WHO leiden weltweit mehr als 264 Millionen Menschen daran. Das Spektrum der Symptome reicht von Grübelei und Missmut bei der milden Form bis zur Unfähigkeit, die einfachsten Alltagsaufgaben zu bewältigen, und zum Selbstmord bei der schweren Form. Keine andere Krankheit bereitet den Betroffenen so viele Lebensjahre lang Qualen wie die Depression, die oft schon im Kindesalter auftritt, aber – außer im Falle des Selbstmordes – nicht zum Tod führt. Etwa die Hälfte der Selbstmorde in Deutschland wird auf Depression zurückgeführt.

Einer weitverbreiteten Theorie zufolge liegt ein wesentlicher Grund für die Krankheit in einer Störung des Haushaltes der Neurotransmitter Serotonin und Noradrenalin im Gehirn. Eine zu geringe Konzentration dieser Botenstoffe behindert die Signalübertragung am synaptischen Spalt zwischen den entsprechenden Nervenzellen. Eine intakte Signalkette dagegen sorgt nach dieser Einschätzung für Zufriedenheit, Gelassenheit und verhindert Aggression, Ängstlichkeit und trübe Stimmung. Was also liegt näher, als den Mangel an diesen Stoffen mit einem Medikament auszugleichen?

Genau das ist der Job der SSRIs, der selektiven Serotonin Wiederaufnahme-Hemmer (englisch: *selective **S**erotonin **R**euptake **I**nhibitors*). Sie verhindern die Aufnahme des freien Serotonins in ein Transporter-

System und erhöhen so die Verfügbarkeit dieses »Glückshormons« am synaptischen Spalt. Mitte der 1980er-Jahre wurde das erste SSRI-Medikament in Deutschland zugelassen. Heute sind die SSRIs weltweit die am häufigsten verwendeten Medikamente zur Behandlung der Depression. Zu den bekanntesten Vertretern gehören Fluoxetin (in Amerika als Prozac auf dem Markt), Fluvoxamin, Paroxetin, Sertralin und Citalopram. Die Stoffe stehen wegen teils erheblicher biologischer und psychischer Nebenwirkungen immer wieder in der Kritik. Weitverbreitet ist mittlerweile die Einschätzung, dass diese Wirkstoffe bei leichten Depressionen nicht besser sind als Placebos, bei mittleren und schweren Depressionen aber signifikant besser wirken als Scheinpräparate.

Dem widerspricht unter anderem der bekannte Psychologe und Placebo-Forscher Irving Kirsch, der an mehreren Lehrstühlen in den USA, England und Israel zum Thema Placebo gelehrt und geforscht hat.[59] Kirsch ist Autor und Co-Autor zahlreicher Studien zur medikamentösen Behandlung von Depression und hat zu diesem Thema schon im Jahr 2002 das Buch *Des Kaisers neue Drogen*[60] veröffentlicht. Zwei der von ihm mit verantworteten Metaanalysen basierten auf den Unterlagen, die von den Herstellern der sechs am häufigsten verschriebenen Antidepressiva an die amerikanische Zulassungsbehörde FDA (Food and Drug Administration) gesandt worden waren. Alle Studien waren – wie heute bei Zulassungsstudien üblich – Placebo-kontrolliert. Was waren die Ergebnisse? Die gute Nachricht: Die depressiven Patienten profitierten von der Medikation – allerdings auch von den Placebos.

Des Kaisers neue Drogen

Mediziner haben zur Quantifikation von Krankheitssymptomen eine Unzahl von Scores, also Skalen mit Punktwerten. Einer von mehreren dieser Scores zur Quantifizierung von Depression ist die HAM-D, die

Hamilton Rating Scale for Depression. In den Zulassungsunterlagen erbrachten die echten Antidepressiva auf dieser Hamilton-Skala regelmäßig höhere Werte als die Placebo-Medikation. Die Medikamente erreichten im Schnitt 10,1 Punkte, die Placebos 8,3. Der Unterschied war allerdings nicht statistisch signifikant. Die Differenz zwischen Placebo und Verum lag auf der HAM-D-Skala nur bei 1,8 Punkten. Und nach der Definition der englischen Gesundheitsbehörde NICE müsste der Wert mindestens 3,0 betragen, um von einer sicher belegten, relevanten Überlegenheit des Medikaments über das Placebo sprechen zu können.

Kirsch listet in seinem lesenswerten Artikel die Nebenwirkungen der SSRIs auf. Seine Ausführungen werfen ein eindrucksvolles Schlaglicht auf die komplexen und vielfältigen Folgen, die der Eingriff in den Gehirnstoffwechsel nach sich ziehen kann: So können die selektiven Serotonin Wiederaufnahme-Hemmer bei Jugendlichen und jungen Erwachsenen die Neigung zum Selbstmord und die Gewaltbereitschaft steigern. Betagte Patienten müssen Schlaganfälle, Stürze und epileptische Anfälle fürchten. Allgemein erhöht sich das Risiko unter anderem für sexuelle Dysfunktion, Diabetes, tiefe Venen-Thrombosen und Magen- und Gehirnblutungen. Laut Kirsch hat es in der Folge mindestens neun vergleichbare Metaanalysen gegeben, meist mit dem Ziel, die Ergebnisse aus seinen Metaanalysen zu widerlegen.

Doch die Autorinnen und Autoren mussten am Ende alle zu dem Schluss kommen, dass Kirschs Ergebnisse stimmten. Irving Kirsch führt auch noch eine Vermutung an, die den geringen positiven Wirkungsunterschied zwischen Verum und Placebo in diesen Studien erklären könnte. Er sieht Hinweise, dass in den Hersteller-finanzierten Studien die wichtige Rahmenbedingung der Verblindung nicht konsequent eingehalten wurde. Die Behandelten und das betreuende Personal hätten demzufolge Informationen darüber, ob die Patienten zur Placebo- oder zur Verum-

Gruppe gehörten. Das wäre gravierend. Wie wir auch in der Studie zur Parkinson-Behandlung mit fetalen Gehirnzellen gesehen haben (siehe Seite 133 ff.), kann der Erfolg der Behandlung in diesen Studien wesentlich davon abhängen, ob die Patienten den Eindruck haben, Teil der Placebo- oder der wirklich behandelten Gruppe zu sein. Es geht hier um einen Multi-Milliarden-Dollar-Markt. Ich habe unter anderem in meinem Buch *Die weiße Mafia* diverse Beispiele dafür aufgeführt, in welchem Ausmaß die Pharmaindustrie bereit ist, Studienergebnisse zu manipulieren, um den Markterfolg ihrer Produkte zu sichern.[61] Den Verdacht, dass auch im Fall der SSRIs Marketing-Überlegungen vor wissenschaftlichen Erkenntnissen rangieren, hat Irving Kirsch unter anderem in seinem Buch *The Emperors new Drugs – Des Kaisers neue Drogen* – geäußert.

Der Verdacht, dass es sich bei den millionenfach verschriebenen SSRIs nur um Scheinmedikamente handelt, wird auch durch eine im Jahr 2020 veröffentlichte Studie erhärtet, die man als Gegenprobe zur Stützung des Serotoninspiegels durch die SSRIs bezeichnen könnte. Hier wurden psychisch Gesunde mit einem Medikament behandelt, das den Serotoninspiegel im Gehirn zuverlässig senkte.[62] Mit einem etablierten Testverfahren wurde im Anschluss überprüft, ob sich bei den Probanden eine depressive Symptomatik einstellte. Das war nicht der Fall. So wie es aussieht, gehören die angeblich antidepressiven SSRIs zur Klasse der großen pharmazeutischen Nebelkerzen, mit denen Milliardenumsätze generiert werden, die aber nicht mehr vorzuweisen haben als einen gewissen Placebo-Effekt. Das ist in meinen Augen eine Aufforderung, die Möglichkeiten suggestiver Therapien bei depressiven Störungen besser zu erforschen. Zumal diese Behandlungen ohne die erheblichen Nebenwirkungen auskommen, die den meisten Psychopharmaka zu eigen sind.

8.4 Der Eisballon im Bauch

Eine weitere invasive Methode, die in der Mitte der 1960er-Jahre ihre Hochzeit hatte, ist heute fast völlig in Vergessenheit geraten. Dabei ist auch sie ein besonders schönes Beispiel für die Wirksamkeit einer Intervention durch ein besonders beeindruckendes, innovatives Ritual. Das Konzept ist dabei ebenso plausibel wie simpel, sodass jeder Patient und jede Patientin den angenommenen Mechanismus der Wirksamkeit sofort nachvollziehen konnte – immer eine gute Voraussetzung für einen medizinischen Hype. Es handelte sich um eine Methode zur Behandlung von Geschwüren im Zwölffingerdarm. Der Zwölffingerdarm ist der erste Abschnitt des Dünndarms nach dem Magenausgang. Seine wichtigste Aufgabe besteht darin, Magensäure zu neutralisieren, die vom Nahrungsbrei mitgeführt wird. Das dient dem Schutz der folgenden Darmabschnitte, ist aber auch wichtig, damit die Verdauungsenzyme optimal arbeiten können. Der Zwölffingerdarm selbst ist zum Schutz gegen die Säure mit einem Film überzogen. Doch wenn der Magen zu einer überschießenden Säureproduktion neigt, kann dies eine Verletzung des Schutzfilms und die Bildung von blutenden Geschwüren zur Folge haben. Das ist schmerzhaft. Versuche mit Menschen und Hunden, deren Mägen mit einer kühlenden Flüssigkeit gespült worden waren, hatten gezeigt, dass so eine Minderung der Säuresekretion erreicht werden konnte.[63] Die folgende, zu dieser Zeit kursierende Beschreibung eines Tierversuchs zur Magenkühlung gibt einen ersten Eindruck vom suggestiven Potenzial dieses Therapieansatzes.

Frosch im Hund

Es handelte sich um einen Versuch, der heute sicher von keiner Ethik-Kommission mehr gebilligt werden würde: Ein Ochsenfrosch wurde mit geeigneter Sauerstoffversorgung durch eine Fistel im Magen eines Hundes platziert. Nach vier Stunden im sauren Milieu wurde er halb verdaut geborgen. Jetzt die medizinische Variante: Ein Frosch, der vier Stunden in einem Hundemagen verbrachte, der auf 30 Grad Celsius heruntergekühlt war, überlebte dank Sauerstoffversorgung und der durch die Kühlung heruntergeregelten Sekretion der Magensäfte die vier Stunden unbeschadet.[64] Eine sehr plastische Geschichte, finden Sie nicht? Hoffnung keimt auf für den geschundenen Zwölffingerdarm.

Aber die Wirkung dieser Prozedur zeigte sich nur während der Kühlung. Sie eignete sich zur Linderung akuter Schmerzen, taugte aber nicht für eine Therapie mit anhaltendem Erfolg. Mutige Gastroenterologen wie Stephen L. Wangensteen aus Minneapolis beschlossen deshalb, die Methode weiterzuentwickeln und die Temperatur deutlich und vor allem anhaltend zu senken. Die 31 Patienten, die in der initialen Studie behandelt wurden, erlebten eine – zumindest aus heutiger Sicht – recht bizarre medizinische Inszenierung. Zunächst bekamen die Probanden eine lokale Betäubung der Nase und der Speiseröhre. Ansonsten durften sie und die Teilnehmer von mehreren vergleichbaren Studien[65] die Prozedur bei vollem Bewusstsein auf einem Stuhl halbaufrecht sitzend miterleben.

Die Prozedur begann mit dem Abpumpen des verbliebenen Mageninhalts (die Teilnehmer hatten seit vier Stunden nichts zu sich genommen) mit einem Schlauch durch die Nase. Durch Rachen und Speiseröhre wurde den Probanden anschließend ein magenförmiger Latexsack eingeführt, der für bis zu eine Stunde mit einer Kühlflüssigkeit gespült wurde, die eine Temperatur zwischen minus 17 und minus 20 Grad Celsius aufwies. Die meisten Probanden bekamen minutenlange Unterleibskrämpfe und ihre Körpertemperatur sank während der einstündigen Behandlung im Schnitt um 1,5 Grad Celsius. Wie erwartet bewirkte das Verfahren Erfrierungen im Magen und die Erfolge waren ermutigend. Bei allen Behandelten waren die Schmerzen durch die Zwölffingerdarm-Geschwüre zwei Tage nach dem Eingriff beseitigt. Bei etwa 70 Prozent stellte sich ein dauerhafter Erfolg ein.

Die Säureproduktion und die Schmerzsymptomatik wurden bei den Patienten zwei Tage, drei, sechs und neun Monate nach der Prozedur überprüft. Zu den erstaunlichen Ergebnissen gehörte es, dass bei mehr als einem Drittel der »Geheilten« keine verminderte Produktion der Magensäure festgestellt werden konnte. Nur bei 40 Prozent der Probanden kam es anfänglich zu einer Minderung der Säureproduktion von 70 bis 100 Prozent. Insgesamt mussten die Wissenschaftler konsterniert feststellen, dass das Ausmaß der Säure-Reduktion in keiner Weise mit den klinischen Symptomen der Probanden korrelierte. Auch spekulierten sie darüber, dass es eventuell zudem einen psychologischen Effekt geben könne, den es genauer zu untersuchen gelte. Das war 1964 ziemlich fortschrittlich. Unglücklicherweise eignet sich das Verfahren nicht für eine Studie *against sham*. Die Sensationen während der Behandlung lassen sich in einem Placebo-Arm nicht simulieren. Und das Verfahren unter Vollnarkose durchzuführen ist zu gefährlich.

Der Hund versteht's halt nicht

Doch schon im Januar 1965 gab es Ergebnisse aus einer Tierstudie, die andeuteten, dass es sich bei den Erfolgen bei menschlichen Probanden tatsächlich »lediglich« um einen psychologischen Effekt handeln könnte.[66] Bei den Hunden, die entsprechend wie die menschlichen Probanden in den Freezing-Studien behandelt worden waren, konnten die Wissenschaftler überhaupt keine signifikante Senkung der Säureproduktion im Magen beobachten. Da die physiologischen Gegebenheiten bei Menschen und anderen Allesfressern bezüglich der Säure-Verhältnisse im Magen sehr ähnlich sind, sollte die Übertragbarkeit hier durchaus gegeben sein. Warum gab es dann so unterschiedliche Reaktionen bei

Mensch und Hund? Die Schlussfolgerung drängt sich auf: Ganz offenbar hat das Freezing bei den Hunden nicht funktioniert, weil sie das Konzept nicht verstanden haben.

Heilung mit einem starken Ritual: Magen absaugen. Latexbeutel in Magen versenken. Den Beutel mit minus 20 Grad spülen. Magenkrämpfe. Wenn das nicht emotional beeindruckt! Und wieder kommt hier das plausible, das Ritual intellektuell stützende Konzept mit hinzu: Kühlung verlangsamt biologische Prozesse. Siehe etwa Winterschlaf. Das Ritual haben die Hunde auch erlebt. Vermutlich auch die Unterleibskrämpfe. Aber sie kannten natürlich nicht den Sinn des Rituals: Reduktion der Sekretion von Magensäften. So musste bei ihnen die Behandlung ins Leere laufen. Zumindest solange keine eigentlich medizinische Wirkung der Therapie vorlag. Und das Verfahren konnte als Schamanismus enttarnt werden. Gleichzeitig ein weiteres Beispiel für das Funktionieren von Hightech-Schamanismus und für die faszinierende Suggestibilität von uns Menschen. Oder sagen wir: für die Suggestibilität von einem großen Teil von uns Menschen. Das Verfahren kam bald aus der Mode. Nicht nur wegen der ernüchternden Ergebnisse bei Tierversuchen. Auch Komplikationen wie schwere Magenblutungen oder Herzinfarkt traten im Zusammenhang mit dem Verfahren immer wieder auf.

8.5 Venen freiräumen gegen MS

Sind Sie schon Placebo-müde? Zur Not springen Sie ins nächste Kapitel. Aber da wir gegen Ende des Buches das Anwendungsspektrum für einen möglichen modernen Schamanismus ausloten und darüber nachdenken wollen, welche Formen es für diese zukünftig zu entwickelnde Suggestivmedizin geben könnte, möchte ich noch zwei weitere Beispiele für schon unfreiwillig existierenden, wirksamen Hightech-Schamanismus anführen. Beispiele für Erfolge im Kampf gegen zwei gravierende und sehr schwer zu behandelnde Krankheiten: multiple Sklerose und Krebs. Erfolge mit zunächst plausiblen medizinischen Strategien, die sich bei näherer Betrachtung als an sich wirkungslos erwiesen haben und die ganz offensichtlich »nur« durch den Glauben an und den Respekt vor beeindruckend auftretenden Narrativen und Ritualen wirken.

An multipler Sklerose (MS) sind in Deutschland etwa 200 000 Patienten erkrankt. MS ist eine Autoimmunkrankheit, bei der die Isolationsschicht der Nervenfasern vom körpereigenen Immunsystem angegriffen wird. Um zu zeigen, welche Symptome sich einstellen und wie die Krankheit von einem Betroffenen erlebt wird, möchte ich aus dem Tagebuch des Italien-Reisenden Augustus Frederick d'Este (1794–1848) zitieren, der im Oktober 1827 Folgendes notierte:

»Zu meiner Überraschung bemerkte ich (in Venedig) eine Erstarrung oder Undeutlichkeit der Empfindung in der Gegend der Schläfe über meinem linken Auge. In Florenz begann ich an einer Störung des Sehvermögens zu leiden: Um den 6. November herum nahm das Übel so weit zu, dass ich alle Dinge doppelt sah. Jedes Auge hatte sein eigenes Bild. Dr. Kissock nahm an, dass ein Übermaß an Galle die Ursache sei: Zweimal wurden Blutegel im Bereich der Schläfe angesetzt, Einläufe wurden verabreicht, Erbrechen wurde ausgelöst und zweimal wurde ich zur Ader gelassen, was mit Schwierigkeiten verbunden war. Die Erkrankung meiner Augen klang ab, ich sah alle Dinge wieder natürlich in ihrem einzelnen Zustand. Ich war in der Lage, auszugehen und zu spazieren. Nun begann sich eine neue Krankheit zu zeigen: Mit jedem Tag stellte ich fest, dass mich schrittweise meine Kraft verließ. Eine Taubheit und Empfindungsstörungen traten an Steißbein und Damm auf. Schließlich hatte mich die Kraft der Beine um den 4. Dezember herum fast ganz verlassen. Ich verblieb in diesem außergewöhnlichen Zustande der Schwäche für etwa 21 Tage …«[67]

Ich verweise auch deshalb gerne auf diese kaum 200 Jahre alte Passage, weil uns hier die antike Säftelehre noch in voller Blüte gegenübertritt: Übermaß an Galle, Erbrechen, Einlauf, Aderlass – die Klassiker. Heute haben wir mit Sicherheit zutreffendere Erklärungen für die Krankheitsbilder und sehen nicht mehr ein Ungleichgewicht der Körpersäfte als Grund für Sehstörungen, Doppelbilder, Taubheit, Empfindungsstörungen und Kraftlosigkeit. Es handelt sich bei diesen auf den ersten Blick völlig unterschiedlichen Symptomen um Beeinträchtigungen, die alle sehr plausibel auf eine gestörte Nervenleitfähigkeit zurückzuführen sind. MS wird auch »die Krankheit mit den 1000 Gesichtern« genannt, weil das Spektrum der Symptome noch weitaus größer ist. Es reicht von spastischen Anfällen über Sprech- und Schluckstörungen bis hin zu sexuellen Funktionsstörungen.

Rohrfrei gegen MS

Mehrfach wurde im 20. Jahrhundert die These vertreten, dass eine der Hauptursachen von MS in einem gestörten Abfluss des venösen Blutes aus dem Gehirn liege. Bewiesen werden konnte diese Theorie nicht. Der italienische Chirurg Paolo Zamboni hauchte der Theorie mit einer Studie im Jahr 2008 neues Leben ein. Er gab vor, zeigen zu können, dass die Chronische Cerebro-Spinale Venöse Insuffizienz (CCSVI) (die chronisch unzureichende Funktion der Gehirn-Wirbelsäulen-Venen) bei den meisten Formen von MS regelhaft zu beobachten sei.[68] Weil Zamboni wusste, dass das gemeinsame Auftreten zweier Symptome (Insuffizienz und MS) noch nicht bedeutet, dass das eine die Ursache für das andere sein muss, dass also eine Korrelation noch keine Kausalität darstellt, lieferte er auch eine funktionelle Erklärung des behaupteten Zusammenhangs zwischen CCSVI und MS. Der gestörte venöse Abfluss führe zu einem Rückstau von Blut und in der Folge zu nervenschädigenden Ablagerungen von Eisen im Gehirn. Die Autoimmunreaktion gegen die

Nervenzellen sei lediglich eine natürliche Reaktion des Abwehrsystems, um die zugrunde gehenden Nervenzellen zu eliminieren.

Was liegt dann näher, als die entsprechenden Venen etwas auf Vordermann zu bringen? Seit Jahrzehnten ist für solche Eingriffe die Ballondilatation (lateinisch *dilatare,* »dehnen, strecken«) die angesagte Methode. Unter Röntgenkontrolle wird ein Katheter in das Blutgefäß eingeführt, an dessen Spitze ein Ballon aufgeblasen werden kann, um das Gefäß aufzudehnen. Um die Röntgenbelastung so gering wie möglich zu halten, wird der Eingriff mit einer aufwendigen Diagnostik vorbereitet. Die Patienten erleben die beeindruckende Bildgebung der Geometrie und des Blutflusses ihres Schädelinneren mittels Magnetresonanztomografie und Doppler-Ultraschall. Auch die Behandlung selbst, das Einführen des Katheters in den Körper, und die Vorstellung, dass der Chirurg Wartungsarbeiten im Leitungssystem der Halswirbelsäule bis hinauf in den Schädel durchführt, sind sicher dazu angetan, die Fantasie der Patienten zu stimulieren.

Das aufwendige Ritual zeigt Wirkung

Ich möchte nicht verheimlichen, dass die Behandlung in diesem Fall von der überwiegenden Mehrheit der Fachöffentlichkeit von Anfang an kritisch beurteilt wurde. Aber in der Praxis erwies sie sich als sehr erfolgreich. Viele der Behandelten fühlten sich im Anschluss besser und so unterzogen sich bis zur Mitte der 2010er-Jahre etwa 30 000 Patienten diesem Eingriff. Auch noch nach einer größeren negativen Veröffentlichung zu diesem Verfahren im *Lancet* boten Privatkliniken den lukrativen Eingriff (8000–9000 Euro) bereitwillig und ohne medizinische Bedenken an. Mittlerweile gibt es allerdings Studien *against sham*, die belegen, dass die Methode bessere Ergebnisse erbringt, wenn sie gar nicht wirklich durchgeführt wird.[69]

Das Beispiel zeigt sehr deutlich, dass man sorgfältig zwischen dem subjektiven Befinden der Patienten und ihrer objektiven medizinischen Verfassung nach dem Placebo-Einsatz unterscheiden muss. Viele Placebo-Wirkungen werden in messbaren Parametern manifest. Andere – wie hier bei der Behandlung der multiplen Sklerose – werden von den Patienten zwar wahrgenommen, was ja immerhin schon ein positiver Effekt ist, lassen sich aber nicht im Körper nachweisen. Ein Unterschied, der wichtig werden wird, wenn wir uns später über mögliche Formen und Einsatzgebiete der Suggestivmedizin Gedanken machen.

8.6 Hilft Suggestivmedizin auch gegen Krebs?

Krebs ist in Deutschland die zweithäufigste Todesursache. Allgemein bekannt ist die Tatsache, dass diese Krankheit in den meisten Fällen nur schwer zu bekämpfen ist. Beim chirurgischen Zugriff – bei der Entfernung von entartetem Gewebe – ist es nie sicher, ob nicht schon weitere mutierte Zellen im Körper lauern und die Krankheit bald wieder ausbricht. Auch die Bestrahlung wirkt nur lokal und kann abseits schlummernde Kandidatenzellen nicht erfassen. Außerdem schädigt die Bestrahlung gesundes Gewebe ebenso. In einem noch viel größeren Ausmaß verursacht die Chemotherapie Schäden, schließlich wird hier der ganze Körper mit Zellgiften behandelt.

Da Tumorzellen sich häufiger teilen, und Zellen bei der Teilung empfindlicher als sonst auf Gifte reagieren, besteht die Chance, die entarteten Zellen mit dem Gift härter zu treffen als das übrige Gewebe. Dennoch sind die Nebenwirkungen häufig gravierend. Eine Krebspatientin, die ich im Rahmen einer Fernsehreportage zum Thema besuchte, schilderte ihre Erfahrungen folgendermaßen: »Ich habe im Bett gelegen und konnte wirklich nur zur Toilette gehen. Ich hatte Gliederschmerzen und unruhige Beine. Die Beine haben nur so gezappelt. Und ich hatte wahnsinnige Schmerzen in den Beinen. Also das sind Schmerzen, die sind unbeschreiblich.«

Krebiozen – Alternative zur Chemo?

Die vom Medizin-Nobelpreisträger Paul Ehrlich (1854–1915) zunächst gegen Infektionskrankheiten entwickelte Chemotherapie wird gegen Krebs seit dem Anfang des 20. Jahrhunderts eingesetzt. Die mitunter schweren Nebenwirkungen waren immer bekannt, wurden aber im Kampf gegen die lebensbedrohliche Krankheit von Ärzten und Patienten als unvermeidlich hingenommen. Vor diesem Hintergrund wundert es nicht, dass Laien und Fachöffentlichkeit 1951 mit Begeisterung die Vorstellung von Krebiozen zur Kenntnis nahmen. In einer Pressekonferenz wurde Journalisten, Politikern und Ärzten erklärt, dass das Mittel erfolgreich an Hunden, Katzen und an 22 Menschen getestet worden sei. Krebiozen war kein Zellgift, sondern wurde – angeblich – aus dem Blutserum von Pferden gewonnen und mit dem Bakterium Actinomyces bovis versetzt, das im Darm gesunder Wiederkäuer lebt, aber auch Geschwüre verursachen kann. Hochwirksam sei das Mittel und bislang seien keine Nebenwirkungen beobachtet worden.

Im Zusammenhang mit Krebiozen steht ein Klassiker der Placebo-Literatur, der von dem deutschen Psychologen Dr. Bruno Klopfer (1900–1971) im Jahr 1957 in der Fachzeitschrift *Journal of Projective Techniques* veröffentlicht wurde.[70] Klopfer beschreibt dort den Fall eines austherapierten – also von der Medizin aufgegebenen – Krebspatienten. »Mr Wright« litt an Lymphknotenkrebs und seine Ärzte hatten ihm wegen massiver Metastasenbildung eigentlich schon keine Chance mehr gegeben. Dann wurde Krebiozen mit einigem öffentlichem Getöse – auch in der Laienpresse – als ein Durchbruch in der Tumortherapie vorgestellt. Mr Wright hatte entsprechende Artikel gelesen und wollte verständlicherweise, obwohl sich das Medikament noch in der Studienphase befand, mit Krebiozen behandelt werden. Die zuständigen Ärzte waren skeptisch wegen der vollmundigen Ankündigungen des Herstellers, doch sie gingen auf Mr Wrights Wunsch ein. Und erlebten eine Überraschung.

Jo-Jo-Effekt nach medizinischer Ansage

Der in ihren Augen schon Todgeweihte lebte auf. Mr Wright nahm an Gewicht zu, sein Allgemeinzustand und seine subjektive Befindlichkeit verbesserten sich erheblich, und die Geschwüre schrumpften mit erstaunlicher Geschwindigkeit. Dann geschah das Unglück. Mr Wright las nach einigen Wochen in der Presse, Krebiozen sei leider doch nicht der erhoffte Durchbruch und die Wirkung, wenn überhaupt, bescheiden. Die Folge der negativen Nachricht trat ebenso prompt ein wie die Reaktion auf die euphorischen Berichte. Man könnte vielleicht auch sagen, das Nocebo hat das Placebo vernichtet. Mr Wright verlor die Hoffnung, nahm ab und seine Metastasen wuchsen etwa so schnell, wie sie sich zuvor zurückgebildet hatten.

Der Psychologe Bruno Klopfer, der maßgebliche Beiträge zur Entwicklung psychologischer Persönlichkeitstests geleistet hat, war mit dem Onkologen, der Mr Wright behandelte, befreundet. Beide kamen überein, dass man angesichts der überraschenden Erfolge, die die Hoffnungsmedizin Krebiozen bei dem Patienten offensichtlich bewirkt hatte, einen Versuch zur Restauration der Wirksamkeit unternehmen sollte. So wurde der Krebspatient mit dem Narrativ geimpft, dass die erste Charge des neuen Mittels tatsächlich einen Produktionsfehler aufgewiesen habe, der aber vom Labor behoben werde, sodass die nächste Lieferung Krebiozen wohl wieder die versprochene Wirksamkeit zeigen würde.

Nach einigen Tagen bekam Mr Wright die ersehnten Injektionen mit »Krebiozen 2.0«, die allerdings lediglich aus sterilisiertem Wasser bestanden. Tatsächlich stellten sich die positiven Effekte wieder ein. Mr Wright erholte sich im gleichen dramatischen Maße wie bei der ersten Behandlung mit dem echten Krebiozen. Bis der gebeutelte Patient erneut in der Presse lesen musste, dass Krebiozen nach Berichten der American Medical Association in der Krebsbehandlung unwirksam sei. Daraufhin verschlechterte sich sein Zustand wieder und nach wenigen Wochen war er verstorben.

Die Kraft des Immunsystems

Das ist keine Studie, sondern eine Fallschilderung. Insofern ist die statistische Aussagekraft gering. Aber der doppelte Placebo-Effekt und seine Aufhebung durch die Durchbrechung des Narrativs vom potenten Heilmittel sind auffällig und lassen erahnen, dass auch bei Tumorerkrankungen eine Suggestivbehandlung hilfreich sein kann. Medizinisch ist das durchaus plausibel: Der natürliche Feind der Krebszelle ist nicht die Chemotherapie, sondern unser Immunsystem. Wenn das optimal funktioniert, erkennen die im Körper patrouillierenden Zellen des Immunsystems (die T-Lymphozyten) die fremden Oberflächenproteine der entarteten Zelle und eliminieren den Feind. Das geschieht täglich millionenfach in unserem Körper. Allerdings können Krebszellen Strategien entwickeln, um sich vor den Abwehrzellen zu tarnen oder sie zu »beschwichtigen«. So ist es denkbar, dass eine Stimulation des Immunsystems die Abwehrreaktion stärkt und im Kampf gegen den Tumor wieder effizient macht. Viele Mediziner sind der Überzeugung, dass dies auch bei den immer wieder zu beobachtenden Spontanheilungen selbst bei austherapierten Fällen geschieht. Dass Suggestivmedizin auf das Immunsystem einwirken kann, haben spätestens die Versuche von Manfred Schedlowski mit seinen konditionierten Placebo-Getränken gezeigt (siehe Seite 142 ff.). Hier wurde die Immunabwehr zwar heruntergeregelt, um Abstoßungsreaktionen nach Organtransplantationen zu unterdrücken, aber es ist nicht einzusehen, warum der Placebo-Effekt nicht auch in die andere Richtung, nämlich immun-aktivierend arbeiten kann. Leider haben wir zum Thema Krebs und Placebo nicht im Entferntesten so viele belastbaren Erkenntnisse wie bei der – auch nicht gerade überwältigenden – Studienlage in anderen medizinischen Disziplinen.

Wir sind der Wirksamkeit von Placebos bei chirurgischen, minimalinvasiven, pharmakologischen und alternativmedizinischen Interventionen begegnet. Der Placebo-Effekt funktioniert in den unterschiedlichsten medizinischen Zusammenhängen. Prächtig wirkt die Suggestivmedizin in der Orthopädie und beschützt dort einige Geschäftsmodelle, indem sie bei einem breiten Spektrum von Problemen psychosomatisch das auslöst, was die Orthopäden vorgeben, durch ihren Eingriff medizinisch zu erzielen. Angrenzend dazu ist der Klassiker der Placebo-Wirkung – und auch Ursprung der modernen Placebo-Forschung – die Schmerzmedizin. Wir begegnen dem hilfreichen Effekt ebenfalls gut dokumentiert bei Herzproblemen, Parkinson, Rheuma, Diabetes, Darmgeschwüren, Reizdarmsyndrom, Depression, Angststörungen, Schlafstörungen, Tinnitus, viralen Infekten, Hyperaktivitätssyndrom (ADHS), Adipositas, Asthma oder Gleichgewichtsstörungen und Hautkrankheiten wie Neurodermitis oder Schuppenflechte. Diese Aufzählung erhebt keinen Anspruch auf Vollständigkeit.

Placebo und Krebs – dürftige Datenlage

Dass die Datenlage beim Thema Krebs so dürftig ist, ist ebenso unbefriedigend wie nachvollziehbar. Im Gegensatz zu fast allen oben aufgezählten medizinischen Problemen ist Krebs eine Krankheit, die meist mit einer akuten Lebensgefahr verbunden ist. Hier fällt es Ethik-Kommissionen und Patienten aus verständlichen Gründen schwer, ein Studiendesign zuzulassen, in dem ein Teil der Patienten gar keine Behandlung erhält. In anderen Zusammenhängen können Studienleiter den Probanden leicht erklären: »Wenn Sie in die Kontrollgruppe kommen und diese Gruppe erkennbar weniger von der (Placebo-)Behandlung profitiert als die Verum-Gruppe, können wir die echte Behandlung ja im Anschluss noch durchführen.« Bei Krebspatienten kann »im Anschluss« im Ernstfall bedeuten: Jetzt kommt jede Hilfe zu spät. So bildet eine Placebo-Kontrolle bei Zulassungsstudien für Chemotherapeutika heute immer noch die Ausnahme.

Andererseits ist der Benefit für die Krebspatienten durch eine Zellgift-Therapie häufig so marginal, dass sich der Verdacht aufdrängt, dass hier tatsächlich lediglich die Suggestion durch das starke Narrativ und das nebenwirkungsreiche und aufwendige Ritual der Giftinfusionen einen gewissen Effekt hervorruft. Die Lebensverlängerungen durch Chemotherapien belaufen sich oft nur auf wenige Wochen. In vielen Fällen bekamen Zellgifte für Therapien die Zulassung sogar lediglich durch den Nachweis von wenigen Wochen des progressionsfreien Überlebens, in denen der Tumor nicht weiterwuchs, ohne dass sich die Überlebenszeit auch nur um einen Tag verlängerte. Und das zu Kosten, die die Pharmaindustrie und ihre Aktionäre wohl begeistern, Gesundheitsökonomen aber schier verzweifeln lassen. Eine ethisch schwierige, unbefriedigende Gemengelage. Wenn wir wissen, dass Placebo-Medizin bei diversen Krankheiten eine so starke positive Wirkung entfaltet, warum werden dann nicht zumindest zusätzliche Suggestivmaßnahmen in einer Kontrollgruppe in den Wirksamkeitsstudien zu Chemotherapeutika erprobt?

9. Kapitel: Suggestivmedizin – ein Schritt in die Zukunft

Wir haben auf den bisherigen Seiten im Fall von gut zwei Dutzend der unterschiedlichsten Krankheiten gesehen, wie medizinische Interventionen mit Arzneimitteln, mit minimalinvasiven und chirurgischen Eingriffen messbar ihre Wirksamkeit unter Beweis stellen, ohne dass sie im eigentlichen Sinne eine medizinische Wirkung haben. Die Heilung beruht auf Suggestion. Beziehungsweise: Es zeigt sich in vielen Fällen, dass es einen gewissen spezifischen Effekt durch die Interventionen gibt. Allerdings stellt sich dieser Effekt in kontrollierten Studien häufig als deutlich geringer heraus als der unspezifische Effekt, der sich durch therapiebegleitende Narrative und Rituale und – damit zusammenhängend – durch die Einbettung unserer Wahrnehmung von Medizin in die biomedizinische, mechanistische Glaubensgemeinschaft unserer Medizinkultur ergibt.

Das geschlossene schamanische Dreieck wirkt also auch in unserer Medizinkultur so, wie es über Jahrzehntausende gewirkt hat: der Glaube des Patienten an den Heiler und seine Kunst. Das Selbstvertrauen des Heilers in seine Potenz und seine Kunst. Und der Glaube der Gemeinschaft an die Grundbedingungen und die Konzeption der Rituale der Heilkunst. In diesem systematischen Zusammenhang entfaltet sich die Wirksamkeit der medizinischen Suggestion.

Es wäre sicher ausgesprochen instruktiv, wenn Studiendesigns, wie wir sie in ihrer Anwendung auf aktuelle medizinische Interventionen kennengelernt haben, auch schon auf die »vorwissenschaftliche« ärztliche Heilkunst angewandt worden wären. Wir könnten diese beiden Medizinkulturen in verschiedenen medizinischen Fragestellungen und Krankheitsbildern »gegeneinander antreten lassen«. Denn neben einigen gravierenden Missgriffen wie dem exzessiven Aderlass hatten die Heilkundigen im Gefolge des Hippokrates sicher auch erfolgreiche Behandlungen vorzuweisen. Das schamanische Dreieck funktionierte natürlich ebenfalls unter den Bedingungen der Humoralpathologie. Leider gab es in der mehr als 2000 Jahre währenden Zeit, in der die Säftelehre die abendländische Medizin dominierte, keine Placebo-kontrollierten Versuche.

Die Wirkung vorwissenschaftlicher Medizin

Dennoch: Zu gerne hätte ich gesehen, welche Ergebnisse ein simulierter Aderlass – den man mit entsprechenden Begrenzungen des Sichtfeldes der Patienten sicher bewerkstelligen könnte – im Vergleich zum echten Aderlass und im Vergleich zur Nichtbehandlung erbringen würde. Vielleicht bei der Behandlung von Spannungskopfschmerz. Ich vermute, diese Therapie hat ein starkes suggestives Potenzial. Schließlich ist ein Strahl meines Lebenssaftes, der aus meinem Körper in eine Schüssel pladdert, bestimmt noch deutlich beeindruckender als ein halbes Dutzend Akupunkturnadeln in meiner Haut. Mit dem Wissen über die Wirksamkeit suggestiver medizinischer Praktiken, denen wir begegnet sind, dürfen wir annehmen, dass der Aderlass bei behutsamer Anwendung bei zahlreichen Patienten einen heilenden Impuls gegen ihre Krankheit setzte. Ein Anstoß zur Selbsthilfe durch den inneren Arzt.

Womöglich gibt es ja in der Medizingeschichte, die wir als unwissenschaftlich ad acta gelegt haben, noch den einen oder anderen therapeutischen

Schatz zu heben. Wenn es, was ich für absolut erstrebenswert halte, in Zukunft zu einer systematischen Erforschung von suggestivmedizinischen Verfahren kommen sollte, wäre es sicherlich ratsam, einige Klassiker der Humoralpathologie in das Programm mit einzubeziehen. Denn es liegt nahe, dass sich in der vielhundertjährigen Geschichte auch in dieser Medizinkultur Behandlungen herausgemendelt haben, die erfolgreicher waren als andere Interventionen. Überlegen durch ihr stärkeres Suggestivpotenzial. Aber bevor wir uns einzelnen Methoden oder sagen wir Heilritualen zuwenden, werfen wir zunächst einen Blick auf die Bedeutung der Beziehung und der Kommunikation zwischen Arzt und Patient. Eine in unserer ökonomisierten, biomechanisch zugerichteten Medizinkultur lange Zeit sträflich vernachlässigten Grundlage der Heilkunst.

9.1 Arzt-Patient-Beziehung

In einer mechanistisch geprägten Medizin spielen die Persönlichkeit des Arztes, sein Auftreten gegenüber den Patienten oder seine Empathie-Fähigkeit eigentlich keine Rolle für den Erfolg seiner Therapien. Was zählt, sind einzig sein fachliches Wissen und sein Können. Dieser »Ingenieursarzt« hat schließlich nur ein Problem zu lösen: Etwas mit der Körpermaschine des Menschen, der da leidend vor ihm steht, funktioniert nicht richtig. Ein Defekt. Eine Störung. Da gibt es keinen Interpretationsspielraum. Da ist unbedeutend, was der Patient denkt oder fühlt. Der ist ja kein Fachmann. Der Arzt muss den Defekt korrekt identifizieren und mit geeigneten Mitteln reparieren. Er muss die Körpermaschine pharmakologisch, minimalinvasiv oder chirurgisch wieder instand setzen. Wenn die Reparatur möglich ist, wird es dem Patienten dann in kurzer Zeit wieder besser gehen.

Das war über zwei Jahrhunderte weithin das Credo der wissenschaftlichen Medizin und im Prinzip auch schon davor in der Humoralpathologie. Zeigte ein Arzt Anteilnahme oder versuchte er, einen menschlichen Kontakt zu seinen Patienten herzustellen, war das eine Art kostenlose Dreingabe für den Wohlfühleffekt. Dieser Arzt war nicht nur kompetent, sondern zusätzlich (aber eigentlich überflüssigerweise) nett. Diese Betonung des Expertenstatus des Herrn Doktor hatte eine extrem asymmetrische Arzt-Patient-Beziehung zur Folge. Bestenfalls äußerte sie sich darin, dass Mediziner paternalistische Umgangsformen an den Tag legten. Im schlechten Falle benahmen und benehmen sich Ärzte im Rahmen dieses Denkmusters respektlos gegenüber ihren Patienten. Nicht auszuschließen, dass dieser Sockel, auf dem Mediziner standen, auch einen positiven Placebo-Effekt hatte. Beeindruckendes hat schließlich suggestives Potenzial.

Der Arzt als Teil der Therapie

Heute haben wir ein anderes Ideal der Arzt-Patient-Beziehung. Ein Ideal, das den Vorteil hat, in zahlreichen Studien einen positiven Einfluss auf den Heilungsprozess bewiesen zu haben. Das empathische und anteilnehmende Auftreten von Medizinern bei der Anamnese und der Behandlung ist Teil einer erfolgreichen Behandlung. So spielt es beispielsweise eine entscheidende Rolle, wie Mediziner den Patienten gegenüber ihre Heilstrategien präsentieren. Schon im Jahr 1979 veröffentlichten Herbert Benson und David McCallie eine Metaanalyse im *New England Journal*, in der Studien zur Behandlung der Angina Pectoris re-analysiert worden waren. Die Studien stammten aus den 1940er- und 1950er-Jahren, also aus einer Zeit, bevor Verblindung und Placebo-Kontrolle eine objektive Aussage über die Wirksamkeit von Medikamenten ermöglichten. Die Analyse zeigte, dass die Einstellung der behandelnden Mediziner zum Medikament einen enormen Einfluss auf den Behandlungserfolg hat. Tatsächlich erbrachten Herzmedikamente, die später in kontrollierten Versuchen als an sich wirkungslos entlarvt wurden, bei Medizinern, die von diesen Substanzen überzeugt waren, in 70 bis 90 Prozent der Fälle eine positive Wirkung. Bei Medizinern, die den Substanzen skeptisch gegenüberstanden, waren es lediglich 30 bis 40 Prozent.[71] Einfach ausgedrückt: Enthusiastische Mediziner behandeln mit derselben (wirkungslosen) Droge doppelt so viele Patienten erfolgreich wie Skeptiker.

Der schon erwähnte Medizin-Anthropologe Daniel Moerman gibt in seinem Buch *Meaning, medicine and the »placebo effect«* zahlreiche Beispiele für Studien, die belegen, wie sehr das Interesse der Mediziner für ihre Patienten den Heilungserfolg ihrer Therapien beeinflusst. Kranke, die das Gefühl haben, ihre Ärzte verrichten im Umgang mit ihnen nur *business as usual*, haben deutlich geringere Aussichten auf einen Heilerfolg als Patienten, die ihre Ärzte als zugewandt und mit einem persönlichen Interesse an ihrem Fall erleben.[72]

Den Patienten zuhören

Empathische Ärzte, das ist also schon seit Langem bekannt, fügen dem Behandlungspotenzial, das sich aus ihrem medizinischen Sachverstand ergibt, einen erheblichen therapeutischen Benefit durch menschliche Zuwendung ihren Patienten gegenüber hinzu. Doch diese Erkenntnis hat sich noch immer nicht auf breiter Front in einer Änderung des Verhältnisses der Ärzte zu ihren Patienten niedergeschlagen. Diese beklagen weiterhin die vertikale, arztzentrierte Gesprächsführung, häufiges Unterbrechen ihrer Ausführungen, vorschnelle Hypothesen über Krankheitsursachen, das Ignorieren von Emotionen und Bevormundung durch ihren Arzt.[73] Laut einer Dissertation über die Arzt-Patienten-Kommunikation beim Erstgespräch dauert es in Deutschland im Schnitt 19 Sekunden, bis ein Arzt seine Patienten zum ersten Mal bei den Ausführungen zu seiner Krankheit unterbricht.[74] Ein solches Gespräch nimmt in Deutschland im Schnitt acht Minuten in Anspruch. Damit sind wir die Europameister der Kürze.

Immer wieder ist zu hören, das liege nicht am menschlichen Desinteresse vieler Ärzte. Es habe etwas zu tun mit den Modalitäten der Abrechnung mit den Krankenkassen. Gespräche würden nicht oder nur für wenige Minuten honoriert. Tatsächlich wird das Arzt-Patienten-Gespräch – abgesehen von besonders gravierenden Fällen – von den gesetzlichen Kassen zunächst gar nicht honoriert. Hausärzte etwa bekommen pro Patient und Quartal eine Pauschale. Es liegt in ihrem Ermessen, wie viel Zeit sie sich für die Kommunikation mit ihren Patienten nehmen. Hier dürfte es eine nicht unerhebliche Rolle spielen, wie sehr sich die Mediziner an wirtschaftlichen Interessen orientieren. Wer mehr Zeit mit Kommunikation verbringt, kann weniger Patienten durch seine Praxis schleusen. Und weniger Patienten bedeutet weniger Umsatz. Hier gibt es übrigens einen interessanten Gender-Aspekt: Nach einer Studie dauert das Patientengespräch bei Hausärztinnen im Schnitt 20 Prozent länger als bei ihren männlichen Kollegen. Mit der Folge, dass diese Ärztinnen auch etwa 20 Prozent weniger verdienen als Ärzte. Eine weitere Folge war allerdings – nicht ganz unerwartet –, dass sich Patienten bei Ärztinnen besser aufgehoben fühlten und mehr Informationen über ihre psychosoziale Situation vermittelten.[75]

Es ist evident: Ein Therapeut, der das Potenzial der Suggestivmedizin nutzen will, muss eine positive Beziehung zu seinen Patienten aufbauen. Therapien wirken besser, wenn diese das Gefühl haben, auf Augenhöhe an der Erarbeitung der Strategien zur Heilung teilzuhaben. Wenn der Arzt beim Gespräch abgelenkt wirkt, wenn er nebenher auf seinem Computerdisplay liest oder in den Patientenunterlagen blättert, können Patienten kein Vertrauen zu dem Menschen im weißen Kittel entwickeln, der da auf der anderen Seite hinter seinem Schreibtisch sitzt. Er nimmt sie ja nicht ernst, sonst würde er ihnen seine volle Aufmerksamkeit schenken. Wie aber soll ein Mediziner, der nicht zuhört, die richtige Diagnose stellen? Wie soll er die richtige Therapie finden? Eine Metaanalyse von Studien zur Behandlung von Kopfschmerzen erbrachte als Ergebnis einen wahren Augenöffner: Das mit Abstand wichtigste Kriterium für den Erfolg einer Therapie war, ob die Patienten beim ersten Kontakt das Gefühl hatten, dass der Arzt ihnen zuhört.

Suggestivmedizin als Chance

Suggestivmedizin ist die intelligenteste, eleganteste, kostengünstigste und nebenwirkungsärmste Therapieform, die es gibt. Es ist erstaunlich, in wie vielen medizinischen Zusammenhängen sich Suggestion als wirksam erweist. Dieses Potenzial nicht zu nutzen ist inhuman und offenbart das strukturelle Versagen unseres Gesundheitssystems. Sicher ist die enge Verzahnung von Industrie und Medizin ein Grund dafür, weshalb diese menschzentrierte Form des Heilens sich bisher in der westlichen Welt – gegen die wissenschaftliche Erkenntnislage – nicht weiterentwickelt hat. Suggestion nutzt das Potenzial zur Selbstheilung, das sich bei uns Menschen in einem evolutionären Prozess gebildet hat, lange bevor wir Kernspintomografen oder Chemotherapeutika herstellen konnten. Suggestivmedizin bedient demzufolge nicht die Bedürfnisse der Medizinindustrie, sondern die der erkrankten Menschen.

Wer aber kümmert sich darum, dass diese Form des Heilens in unserer Medizinkultur nach vorne gebracht wird? Von den medizinischen »wissenschaftlichen« Fachgesellschaften, die Behandlungsleitlinien verfassen und sich als Hüter der medizinischen Evidenz präsentieren, ist das nicht zu erwarten. »Die sitzen alle bei der Industrie auf dem Schoß«, erklärte mir einmal eine Professorin für Pharmakologie, die auch Mitglied der Arzneimittelkommission der deutschen Ärzteschaft ist. Und diese Industrie kann mit medizinischer Suggestion keinen

Cent verdienen. Dieser Fortschritt muss also an Universitäten und öffentlichen Forschungseinrichtungen staatlich gefördert durchgeführt werden.

Aber es gibt Formen bewusst angewandter Suggestivmedizin auch heute schon. Ärzte und Ärztinnen können sich suggestiver Methoden bedienen, um ihren Patientinnen und Patienten zu helfen. Da ist zunächst die Suggestivmethode par excellence, die im Prinzip schon seit dem Altertum bekannt ist, doch erst in den letzten 200 Jahren Eingang in die Medizin gefunden hat.

9.2 Hypnose

Die Hypnotherapie (griechisch *hýpnos*, »Schlaf«, *therapeia*, »Dienst, Heilung«) oder Hypnosetherapie ist der ideale Startpunkt für die Erkundung der Möglichkeiten der Suggestivmedizin. Sie zeigt das Potenzial einer Therapie durch geistige Beeinflussung in zahlreichen wissenschaftlich gut dokumentierten Studien bei den unterschiedlichsten Krankheitsbildern. So zum Beispiel in einer 2013 veröffentlichten Metaanalyse, in der 34 Studien mit 2597 Patientinnen und Patienten ausgewertet wurden, in denen es um die Linderung von Schmerzen, psychischen Belastungen und um die Genesung nach Operationen ging.[76]

Ein Strang in der Geschichte der Hypnose in der Medizin lässt sich bis zum bereits erwähnten Franz Anton Mesmer zurückverfolgen. Doch während dieser noch der Überzeugung war, seine streichenden Gesten über dem Körper der Patienten würden deren magnetisches Fluidum beeinflussen und dadurch heilsame Ekstasen und somnambule Zustände hervorrufen, erkannte schon der portugiesische Mönch Abbé Faria (1756–1819), dass es sich beim Mesmerisieren um eine Form der Hypnose handelte, mit der die zu Behandelnden in Trance versetzt wurden.

Die Trance begleitet Heilrituale seit vielen Jahrtausenden. Sie ist fester Bestandteil der schamanischen Medizin (allerdings begibt sich hier der Heiler in Trance, nicht der Patient) und wurde in der Antike vornehmlich von Priesterinnen genutzt, um für Weissagungen in Kontakt mit »höheren Sphären« zu gelangen. Abbé Faria beschreibt die Trance als *sono lúcido*, als erleuchteten Schlaf. Heute verstehen wir unter Trance ein breites Spektrum außergewöhnlicher Bewusstseinszustände. Von einer leichten Trance in Entspannung mit einem Schweregefühl in den Gliedmaßen bis zu Formen der tiefen Entrückung, in denen das Bewusstsein vom Therapeuten in andere Welten entführt werden kann.

Die Trance oder der luzide Schlaf ist ein Bewusstseinszustand, in dem sich tiefe Entspannung mit starker Fokussierung auf die innere Vorstellungswelt paart. In einem Forschungsprojekt des Max-Planck-Instituts für Neuro- und Kognitionswissenschaften konnten mit dem funktionellen Kernspintomografen Gehirnaktivitäten in Trance nachgewiesen werden, die diesen besonderen Bewusstseinszustand neurobiologisch erklären. So zeigt sich unter anderem eine erhöhte Aktivität in den Regionen, die für die visuelle Imagination zuständig sind, während gleichzeitig neuronale akustische Schnittstellen zur Außenwelt herabgeregelt werden.[77] Das trägt ganz offensichtlich dazu bei, die hochfokussierte Konzentration auf einen inneren Vorgang zu erreichen bei gleichzeitiger tiefer Entspannung. Charakteristisch für die Trance ist außerdem die Ausschaltung des logisch reflektierenden Verstandes. Nachdenken stört offenbar den »Flow«, der sich einstellt, wenn das Unbewusste freie Bahn erhält.

Der Begründer der modernen Hypnotherapie

Der in Nevada geborene Milton Hyland Erickson (1901–1980) prägte die Hypnosetherapie im 20. Jahrhundert. Als Jugendlicher erlebte er in seinem Dorf eine Show-Hypnose, die ein durchziehender Entertainer vorführte. Schon damals habe er beschlossen, schreibt er später, dass die Hypnose zu schade für Unterhaltungszwecke sei und dass er sich darum kümmern wolle, dieses mächtige Instrument für die Medizin nutzbar zu machen.[78] Durch dieses Erlebnis und seine eigene Erkrankung, die er mit Autosuggestion für Jahrzehnte zurückdrängen konnte, fand er den Weg zur Suggestivmedizin.

Im Alter von 17 Jahren, kurz nach dem Abschluss der Highschool, entging Milton Erickson nur knapp dem Tod durch Kinderlähmung. Er fiel ins Koma und die Ärzte schätzten seine Überlebenschancen als gering ein. Doch nach drei Tagen erlangte er das Bewusstsein wieder, allerdings konnte er nur noch seine Augen bewegen und mühsam sprechen. Ansonsten war er völlig gelähmt. Die Erkrankung gab ihm reichlich Gelegenheit – so formulierte er es später –, das Potenzial der Autosuggestion an sich zu erproben. Eine seiner Strategien bestand darin, sich auf Körpererinnerungen zu konzentrieren. Etwa wie es sich anfühlt, eine Heugabel zu gebrauchen. So erlangte er nach Monaten autosuggestiven Trainings weitgehend die Kontrolle über seine Muskeln und seinen Bewegungsapparat zurück. In der Folge beschloss er, gegen den Rat seines Arztes und noch schwer gehbehindert, eine Tour mit dem Kanu zu unternehmen. 1000 Meilen, den Mississippi flussabwärts und wieder zurück. Als er zurückkehrte, war von seiner schweren Behinderung nur noch ein Hinken übrig geblieben, dessentwegen er zeitlebens mit einem Stock ging.

An der Universität von Wisconsin erlangte Erickson Abschlüsse in Psychologie und Medizin. In Kliniken und Forschungseinrichtungen entwickelte er über Jahrzehnte seine spezielle Form der Hypnose. Im Gegensatz zur bis dahin vorherrschenden Schule wollte er seine Hypnotherapie persönlich auf seine Patienten zuschneiden. Bei ihm gab es daher keine Standardprozedur der Hypnoseeinleitung und -therapie. Keine autoritäre Position des Hypnotiseurs gegenüber dem Patienten. Sein Zugang war tolerant und entgegenkommend. Ziel seiner Methode war es, das individuelle, unbewusste Potenzial der Patienten zu aktivieren und sie so zu einer Überarbeitung ihres pathologischen Zustandes zu veranlassen. Das Unbewusste, so Erickson, besaß diese Kompetenz, weil es über alles bisher Gelernte verfügte. Ein Erfahrungsschatz, der Problemlösungen ermöglichte, die das auf schmalerem Wissen aufgestellte Bewusstsein nicht erreichen konnte.

Das Unbewusste ist dein Freund

Im deutschen Sprachraum setzte die breite Rezeption der Hypnose im Allgemeinen und von Milton Erickson im Speziellen erst spät in der zweiten Hälfte des 20. Jahrhunderts ein. Das dürfte an der lange andauernden Vorherrschaft der Psychoanalyse und der Ablehnung der Hypnose durch Sigmund Freud gelegen haben. Die beiden psychotherapeutischen Ansätze unterscheiden sich tatsächlich dramatisch. Für Freud ist das Unbewusste ein geheimes Rückzugsgebiet für Traumata und Verdrängtes, das es auszuleuchten und rational zugänglich zu machen gilt. Psychisches Leid glaubt die Psychoanalyse im Detail analysieren und so auflösen zu können.

Im Gegensatz dazu traut Erickson dem Unterbewussten – in der Trance von den Fesseln der rationalen Kontrolle befreit – ein eigenes kreatives Potenzial zur Problemlösung zu. Erickson füttert das Unterbewusste im Zustand der Trance mit Geschichten und Fabeln, mit Metaphern und Wortspielen, deren symbolischen Werkzeugkasten er für geeignet hält, mit den individuellen Problemen der Patienten produktiv umzugehen. Dieser zupackende, positive, von einem Vertrauen in die Kompetenzen des Unterbewussten geprägte Zugang erweist sich in zahlreichen Fällen als effektiv. So liegt eine typische Zahl von Behandlungsstunden nach der Methode Erickson etwa bei 25, während die Psychoanalyse typischerweise 300 Sitzungen beansprucht.

Die Hypnotherapie als eine Behandlung, die ganz offensichtlich über einen psychischen Zugang auf Patienten wirkt, zielt nach ihrem bisherigen Selbstverständnis – auch nach Milton Erickson – zunächst vorwiegend auf psychische Störungen. Sie hilft erwiesenermaßen bei Angststörungen, Sucht- und Sexualproblemen oder bei posttraumatischen Belastungsstörungen (PTB). Bewährt hat sie sich aber auch im psychosomatischen Übergangsfeld bei Problemen wie Reizdarm, Tinnitus und den verschiedensten Schmerzsyndromen von Migräne bis zum Geburtsschmerz.

Es war zwar keine wissenschaftliche Studie, sondern eine Fernsehdokumentation für den SWR, die eine Kollegin von mir über Hypnosetherapie erstellt hat, aber was gezeigt wurde, war beeindruckend. Im Zentrum stand eine Frau, die unter einer schweren Pollenallergie litt. Im Frühjahr und im Sommer konnte sie kaum das Haus verlassen, ohne schwere asthmatische Anfälle zu erleiden. Die Hypnotherapie begann damit, dass der Therapeut die Allergikerin in Trance auf ein blühendes Feld führte. Allerdings trug sie einen imaginierten Raumanzug mit eigener Atemluftversorgung, der sie vor dem Angriff der Pollen schützte. So konnten die Psyche und die Physis der Frau erfahren, wie es ist, entspannt in der blühenden Natur unterwegs zu sein. Schritt für Schritt reduzierte der Hypnotherapeut in mehreren Sitzungen unter Trance den Schutzwall gegen den Pollenflug. Eine gut kontrollierte Konfrontationstherapie in der Imagination. Am Ende des Films sehen wir die Frau mit ihrer Familie über eine blühende Wiese spazieren. Ohne Atemprobleme und ohne Raumanzug.

Hypnose erreicht offenbar auch das Immunsystem. Rheuma, Asthma, Schuppenflechte, Neurodermitis – die Liste der mit einer Fehlsteuerung des Immunsystems verbundenen Krankheiten ist lang. Es präsentiert sich da ein weites Feld für die Erforschung des Potenzials der Hypnose. Und wenn wir uns vergegenwärtigen, dass – wie wir vor allem im Kapitel fünf und sechs gesehen haben – so viele weitere körperliche Syndrome der Suggestion zugänglich sind, wäre es nach meiner Meinung dringend angezeigt, weitere Forschungsprogramme zu starten, um das Potenzial der Hypnose auch auf dem Feld der somatischen Störungen weiter auszuloten.

9.3 Experimentierfeld: Suggestivmedizin und Krebs

Wir begeben uns jetzt auf spekulatives, experimentelles Gebiet. Aber lassen Sie uns kreativ sein und Entwürfe entwickeln, wie wir unsere Medizin durch Suggestivtechniken bereichern können. Nehmen wir den Faden des Essener Psychologen Manfred Schedlowski auf (siehe Seite 142 ff.), der mit seinem konditionierten Suggestivgetränk streckenweise ein nebenwirkungsreiches Pharmakon zur Unterdrückung des Immunsystems ersetzen konnte, um Abstoßungsreaktionen bei Patienten nach Organtransplantationen zu vermeiden.

Sicher fallen Ihnen noch andere sehr nebenwirkungsreiche Therapien ein, für die eine (zumindest partielle) Ersetzung der Arznei durch ein Placebo ein Segen wäre. Etwa die Chemotherapie zur Bekämpfung von Tumoren – eine Giftdusche für den ganzen Körper. Bei 50 bis 80 Prozent (je nach Dosis) der mit einer Chemotherapie behandelten Patienten entzünden sich Magen- und Darmschleimhäute, auch die Mundschleimhaut und die Speiseröhre. Es kommt zu Übelkeit, Erbrechen und teilweise zu starken Schmerzen, was Essen und Trinken zu einer Tortur macht. Die angegriffene Darmschleimhaut führt außerdem zu Durchfällen. In vielen Fällen gesellen sich drastische Hautveränderungen und Haarausfall hinzu. Dabei handelt es sich nicht um rein kosmetische Details. Die Beeinträchtigung des Erscheinungsbildes greift bei vielen Patienten massiv in ihre Möglichkeit zur sozialen Interaktion ein, was eine erhebliche Belastung der Lebensqualität bedeutet. Viele Chemotherapeutika sind darüber hinaus selbst karzinogen.

Der Immun-Booster und sein Placebo-Pendant

Doch es existieren auch im Falle von Krebs hoffnungsschürende Studienergebnisse, die nahelegen, dass eine Medizin mit konditionierten Placebos gegen den Tumor funktionieren kann. Schon in den späten 1980er-Jahren hat es entsprechende Tierversuche gegeben.[79] Mäuse wurden mit einer Substanz behandelt, die verschiedene Zellen des Immunsystems stimuliert. Es handelt sich um ein komplexes Molekül aus Poly-Inosinsäure und Poly-Cytidinsäure, kurz: Poly I:C, das strukturelle Ähnlichkeiten mit der Doppelhelix aufweist, in deren Form unser Erbgut vorliegt. Poly I:C ist ein wahrer Immun-Booster. Es regt unter anderem die Makrophagen (die natürlichen Killerzellen) an, die als »schnelle Einsatztruppe« im Körper unterwegs sind und Viren, Bakterien oder auch entartete Körperzellen beseitigen. Die Mäuse hatten per Transplantation ein Myelom bekommen, einen Krebs des blutbildenden Systems (Knochenmark), der zu Fehlproduktion von Immunzellen führt und bis heute nicht geheilt werden kann.

Die Mäuse wurden, immer wenn sie Poly I:C erhielten, dem Duft von Kampfer ausgesetzt. Das Ziel war, aus dem intensiven Kampferduft ein konditioniertes Placebo zu erzeugen, das die gleiche immunverstärkende Wirkung wie Poly I:C zeigen sollte. Mit Erfolg. In einer Variante des Versuchs war der Kampferduft sogar wirksamer als die Originalsubstanz Poly I:C. Die Studie belegt, dass es auch bei Tumoren eine Chance auf eine wirksame Anwendung von Placebo-Verfahren gibt.

Wir sind auf der Suche nach weiteren Möglichkeiten, per Suggestion die körpereigenen Heilkräfte anzustoßen. Ich möchte dringend anregen, motiviert auch durch die Erfolge der Hypnotherapie bei den verschiedensten Syndromen, die Möglichkeiten der Imagination zu erforschen. In der Psychotherapie hat sie sich für die Behandlung diverser Probleme etwa in Form des katathymen Bilderlebens oder der Neuroimagination etabliert. Diese Verfahren sind in bestimmten Behandlungszusammenhängen mittlerweile Kassenleistung. Bei der Neuroimagination stellen sich Patienten unter Anleitung intensive Bildwelten vor, die in einem Zusammenhang mit ihrem medizinischen/psychischen Problem stehen. Messbar verändern sich Hautwiderstand, Muskelspannung und die Ausschüttung von Hormonen und Botenstoffen. Die Wirkung ist wissenschaftlich belegt. Die Technik wird bisher allerdings nur bei psychischen/psychosomatischen Problemen angewandt. Wie könnte eine Imaginationstherapie bei der wahrscheinlich anspruchsvollsten Aufgabe der Heilkunst – der Krebstherapie – aussehen?

Ich bilde mir etwas ein

Curt Götz lässt in seinem geistreichen Theaterstück *Der Ausbruch des Weltfriedens* einen Physiker sagen: »Wenn ich mir etwas einbilde, bildet sich etwas in mir.« Wir haben zusammen Dutzende Beispiele besichtigt, die dieses Diktum für die Medizin bestätigen. Wir haben gesehen, dass sich das Immunsystem per Suggestion steuern lässt. Machen wir uns das zunutze und greifen die Krebszellen direkt an! Die Berichte über den Erfolg solcher imaginierter Angriffe gegen Krebszellen sind bisher nur anekdotisch. Sie sollten uns dennoch ermutigen, diese Option in wissenschaftlichen Studien zu prüfen.

Der imaginierte Angriff auf das Krebsgeschwür lässt sich natürlich ganz ohne technische Hilfsmittel bewerkstelligen: Patienten stellen sich vor, wie sie beispielsweise mit Pfeilen auf Krebszellen schießen oder die Tumorzellen einfach zerplatzen lassen. Das Ganze lässt sich aber mit Hilfe von *virtual reality* oder *augmented reality* noch eindrucksvoller inszenieren. Wir könnten uns in einer computergenerierten Umgebung mit unserem Feind vertraut machen. Könnten, wie bei einem Erkundungsflug zum Todesstern, seine Schwachstellen analysieren. Vielleicht sind es charakteristische Oberflächenstrukturen, die im Folgenden von unseren angreifenden Torpedos erkannt und angesteuert werden – analog zu den Antikörpern unseres Immunsystems. Und dann sehen wir in der virtuellen Realität, wie unsere Torpedos auf der Oberfläche der Krebszellen detonieren und die Feinde vernichten. Das Ganze funktioniert unter einer optimierten, persönlich abgestimmten Anleitung sicher am effektivsten. Wie bei der Hypnosetherapie nach Milton Erickson, die einen Großteil ihres Erfolges dieser personalisierten Vorgehensweise verdankt.

Zu den jüngeren Entwicklungen der Virtual-Reality-Technik gehören Feedback-Handschuhe, die uns eine realistische taktile Antwort auf eine manuelle Interaktion im Cyberspace der virtuellen Realität geben. Je mehr Sinne in dieses therapeutische Video-Game einbezogen sind, umso beeindruckender, umso suggestiver wird unsere Auseinandersetzung mit dem Feind. Und die Chancen steigen, dass wir ihm mit unseren symbolischen Angriffen in der virtuellen Welt vermittelt durch unser Immunsystem tatsächlich schaden können. Wir könnten Krebszellen im Cyberspace zerreißen oder zerquetschen. Oder sie wahlweise auch grün und blau prügeln, woraufhin sie elend zugrunde gehen. Der Fantasie sind hier kaum Grenzen gesetzt.

Krebszellen vernichten

Es verhält sich wie mit dem Raumanzug als Schutz vor den Pollen. Imagination ist imstande, reale Prozesse in unserem Körper zu beeinflussen. Der Raumanzug hat dabei geholfen, das Immunsystem zu beruhigen. Konditionierte Placebos können ebenso auf das Immunsystem einwirken. Computergestützte Imagination hat das Potenzial, sich in den verschiedensten medizinischen Zusammenhängen als hilfreich zu erweisen. Entscheidend für die Wirksamkeit dieser suggestiven Inszenierungen ist sicher das, was sich seit einigen Jahren unter dem Begriff »Framing« im deutschen Sprachgebrauch eingebürgert hat.

Dabei geht es um das Narrativ, in das die Inszenierung eingebettet ist. Wir müssen die Suggestivmedizin promoten. Genauso wie das Marketing, das Branding, die Wirksamkeit von Schmerzmitteln erhöht, wird die Kommunikation über die Effektivität der Suggestivmedizin ihre Wirksamkeit steigern. Es handelt sich hierbei nicht um ein Täuschungsmanöver, wie Skeptiker vielleicht einwenden mögen. Es geht um die rationale Anwendung von Erkenntnissen aus medizinischen Studien. Wir erinnern uns: Je stärker die Kardiologen von der Wirksamkeit ihres neuen Herzmedikaments überzeugt waren, desto größer waren ihre Heilerfolge (siehe Seite 164 f.). Weil sie das Heilmittel ihren Patienten auch überzeugender vorgestellt haben. Wir müssen die Suggestion als eine Form der medizinischen Intervention so ernst nehmen wie minimalinvasive Interventionen oder Pharmazie. Denn bei allen Genesungsprozessen, die auf natürlichen, körpereigenen Reparaturmaßnahmen beruhen, besteht die Möglichkeit einer positiven Beeinflussung durch Suggestion. Das legen all die besichtigten Beispiele von erfolgreicher Placebo-Medizin und wirksamem Hightech-Schamanismus nahe.

Heilendes Licht

Unser Angriff auf den Todesstern ist vermutlich für Science-Fiction-begeisterte Patienten ein passendes Szenario. Wenn die zu Behandelnden aber eher New-Age-Vorstellungen nahestehen, wären andere virtuelle Welten angezeigt. Wir könnten etwa Krebspatienten, die eine Chemotherapie durchlaufen, therapeutisch begleitend im Cyberspace in ein heilendes Licht führen, das jede gesunde Körperzelle in einen glimmenden Schutzmantel hüllt. Die Krebszellen aber leiden sichtbar unter dem Licht. Sie verlieren an Kraft und beginnen zu schrumpfen, bis sie endlich vom reinigenden Licht aus dem Körper gespült werden. Je nach persönlicher Neigung des Patienten, je nach medizinischer Indikation lassen sich da passende Szenarien entwickeln. Bald stünde ein ganzes Arsenal zur Verfügung, das im Bedarfsfall individuell angepasst werden könnte.

9.4 Ein Ausblick auf Einsatzmöglichkeiten

Lassen Sie uns das Feld der Suggestivmedizin noch erweitern. Generell gilt: Je beeindruckender eine Intervention, desto größer ihr Suggestivpotenzial. Das legt nahe, mit einer suggestiven Apparatemedizin zu experimentieren. Immer vorausgesetzt, dass wir akzeptieren, dass die Wirkung von Suggestion medizinische Realität ist. Nicht heilen wollende Wunden ließen sich mit einem symbolischen Apparat bestrahlen. Pulsierende Infrarot-Laser mit passender Leistung würden suggestive Körpergefühle erzeugen. Die Überzeugungskraft ließe sich mit einem entsprechenden akustischen Auftritt der Apparatur vermutlich weiter erhöhen. Hier ist eine Kombination mit Hypnose denkbar. Je intensiver das therapeutische Erlebnis der Patienten ist, desto mehr steigen die Chancen auf einen Behandlungserfolg.

Wie wir im Fall von Bob dem Baumeister gesehen haben, der sich nur scheinbar einen Nagel in den Fuß gerammt hatte und heftige Schmerzen erlitt (siehe Seite 124 ff.), können suggestive Erlebnisse medizinische Wirkungen erzeugen. In diesem Sinne ließe sich auch eine Art Theatertherapie erproben, in der Patienten sich in einer Szenerie und in einer Dramaturgie befinden, die ihr medizinisches Problem abbilden. In diesem Szenario wären symbolische Handlungen möglich. Organe könnten angesprochen und berührt werden. Lassen Sie mich ruhig etwas spinnen. Wir wollen die Möglichkeiten der medizinischen Zuwendung erweitern. Überdimensionale Gefäße könnten massiert werden, um ihre

Spannung und damit den Blutdruck zu senken. Viele Formen von Bluthochdruck erweisen sich bis heute mit konventionellen Methoden als therapieresistent.

Theater für den Reizdarm

Darf ich noch einen Vorschlag für eine weitere Theater-Therapie unterbreiten? Für Colon irritabile – das Reizdarmsyndrom. Wir sind dieser nach heutiger Einschätzung psychosomatischen Störung hier schon begegnet, ohne genauer darauf eingegangen zu sein. Nach Schätzungen sind bis zu 50 Prozent der Besuche beim Facharzt (Gastroenterologe) auf das Reizdarmsyndrom zurückzuführen. Blähungen, Bauschmerzen, Durchfall oder auch Verstopfung gehören zu den Symptomen dieser verbreiteten Krankheit, für die eine eindeutige organische Ursache bisher nicht gefunden werden konnte. Das Reizdarmsyndrom verringert nicht die Lebenserwartung, aber die Lebensqualität der Betroffenen erheblich. Nicht selten sind soziale Phobien eine Folge der Störungen.

Die Leitlinien der Fachgesellschaft empfehlen eine psychotherapeutische Begleitung und vor allem eine genaue Ausrichtung des Speiseplans. Analog dazu möchte ich für die suggestive Theater-Therapie des Reizdarms zunächst eine Art Kochkurs anregen, in dem vielleicht eine Gerstenschleimsuppe mit Kamille, Flohsamenschalen und Myrrhe zubereitet wird. Alles Zutaten, die auch in der diätetischen Begleitung der Behandlung angeraten werden und die für mich darüber hinaus das Potenzial für ein überzeugendes Narrativ haben. Myrrhe hat biblische Konnotationen, Flohsamenschalen wecken Assoziationen zu einer mittelalterlichen Hexenküche. Der anleitende Koch-Arzt kann in dem Kurs die segensreichen Auswirkungen der verschiedenen Zutaten erläutern, kann erklären, wie diese Stoffe beruhigend auf den Darm einwirken.

Die entscheidende Aktion wäre jedoch die direkte theatralische Behandlung des Darms mit dem zubereiteten Spezialgericht. Ein überdimensionaler Darm könnte rot schimmern und sich zuckend bewegen. Eine akustische Untermalung passend zum Entzündungsgeschehen bereichert vielleicht das Spektrum der Eindrücke und erhöht die Suggestionskraft der Inszenierung. Der Patient oder die Patienten – der Einfluss einer Gruppensituation auf den Behandlungserfolg müsste untersucht werden – bestreichen den sich längs öffnenden Darm innen mit dem zuvor zubereiteten Heilgericht. Die Bewegungen des Darms harmonisieren sich, der Schimmer tendiert von Rot nach Grün und die Tonalität der Hintergrundgeräusche entspannt sich.

Denkbar ist eine symbolische therapeutische Interaktion mit allen Organen. Hier würde quasi real durchgespielt, was sich in der Traumwelt der Hypnose schon vielfach bewährt hat. Es geht darum, mit überzeugenden Narrativen und Ritualen therapeutisch wirksame Erlebnisse zu erzeugen. Wir Menschen sind eine dezidiert psychosomatische Art. Körper und Psyche sind auf vielfältige Weise eng miteinander verzahnt. Das macht sich die Suggestivmedizin zunutze. Für viele medizinische Probleme gibt es bis heute keine befriedigende Therapie. Oder die Therapien sind sehr belastend. Suggestivmedizin kann hier durchaus neue Wege weisen.

Schluss

Im letzten Kapitel habe ich mich relativ weit aus der Deckung gesicherter medizinischer Erkenntnis herausgewagt. Es wird Stimmen geben, die meine Vorschläge lächerlich finden. Dabei bin ich nicht der Erste und auch nicht der Einzige, der in der menschlichen Suggestibilität einen medizinischen Schatz sieht, den es in Zukunft zu heben gilt. Besuchen Sie die Homepage placeboforschung.de. Sie wird betrieben von der Gruppe 1328 der Deutschen Forschungsgemeinschaft (DFG). Da heißt es: »Eine Steigerung der Effektivität von Patientenbehandlungen kann durch den gezielten Einsatz des Placebo-Effekts erreicht werden.«[80] Und: »Ziele der jetzigen Forschungsarbeit sind die systematische Übertragung der am Placebo-Effekt beteiligten Mechanismen auf klinische Anwendungsfelder …« Mitglieder der DFG-Forschergruppe 1328 sind Wissenschaftler der Universitäten Essen, Düsseldorf, Hamburg, Mannheim, Marburg, München und Tübingen. Auf dieser Website ist auch zu lesen, dass es eine ernsthafte Placebo-Forschung, die auf eine evidenzbasierte medizinische Anwendung zielt, erst seit etwa zehn Jahren gibt. Aber es gibt sie immerhin. Und Deutschland – das sagen zumindest die Forscher der DFG-Gruppe – nimmt dabei einen internationalen Spitzenplatz ein.

Während sich die aktuelle Placebo-Forschung nahezu ausschließlich um den Placebo-Effekt im Rahmen der Pharmakotherapie dreht, habe ich versucht, in diesem Buch vornehmlich den Suggestiveffekt zu beleuchten, der sich bei minimalinvasiven oder chirurgischen Eingriffen ergibt und der in entsprechenden Studien im angloamerikanischen Sprachraum als durch *sham*, also als durch Schamanismus verursacht vorgestellt wird. Das Potenzial dieses interventionellen Schamanismus wird bisher in der Fachwelt und von Laien bedauernswerterweise lediglich staunend zur Kenntnis genommen. Während Placebo-Präparate seit mehr als zwei Jahrtausenden in der Anwendung belegt sind und mit ihrer positiven Wirksamkeit auch heute eine Rolle in medizinischer Forschung und Praxis spielen, liegen die Möglichkeiten des interventionellen Schamanismus völlig brach. Warum ist das so?

Ungenutztes Potenzial

Nach meiner Überzeugung sind es vor allem zwei Gründe, die dafür verantwortlich sind: Wissenschaftlerinnen und Wissenschaftler in unserer – zumindest in den letzten 170 Jahren – von Rationalismus und mechanistischen Vorstellungen geprägten Medizinkultur werden wohl befürchten müssen, sich lächerlich zu machen, wenn sie ernsthaft an der Entwicklung einer »So tun als ob«-Therapie arbeiten. Auch wenn die Suggestivtherapie letztlich im Körper wieder in eine biomedizinische Wirkung übergeht, die in die etablierte Therapiekultur passt, der schamanische Ansatz, die medizinische Beeinflussung der Patienten durch Rituale und durch Imagination, scheint mit unserer aktuellen akademischen Heilkultur nicht kompatibel. Bisher zumindest.

Das muss sich ändern. Schon im Interesse der Patientinnen und Patienten, die an vielen Erkrankungen leiden, für die unsere Schulmedizin keine erfolgreichen Strategien vorweisen kann. Das ganze Spektrum der psychosomatischen Krankheiten steht paradigmatisch für dieses weitgehende Versagen und schreit geradezu nach einem spezifischen therapeutischen Ansatz. Psychosomatische Krankheiten tragen schon in ihrer Bezeichnung die Aufforderung, nach seelisch-geistigen Behandlungsmöglichkeiten zu suchen. Daran ist nichts Lächerliches. Das ist vielmehr evident. Außerdem besteht die nicht ganz unwichtige Chance, iatrogene Schäden – also Schäden durch die ärztliche Behandlung – beispielsweise durch teure, sinnlose und gefährliche Eingriffe zu minimieren. Und damit gleichzeitig die knappen Ressourcen in unserem Gesundheitssystem zu schonen.

Industrielle Interessen

Genau daraus ergibt sich allerdings der zweite große Stein, der einer Entwicklung der Suggestivmedizin im Wege liegt: Es ist dies – wie mehrfach angedeutet – die fehlende industrielle Lobby. Konzerne, die mit der Herstellung von Pharmazeutika oder Geräten zur Behandlung von Krankheiten ihr Geld verdienen, werden den interventionellen Schamanismus nicht nur nicht fördern, sie werden sich eher bemühen, seine Entwicklung zu verhindern. In der Medizin ist es allgemein bekannt, dass die Konzerne, die maßgebliche »wissenschaftliche« Fachkongresse sponsern, massiv die Programme dieser Veranstaltungen beeinflussen. Hier kommen die Fachleute der Industrie zu Wort. Meinungsbildner, die die »wichtigen« Forschungsergebnisse kommunizieren. Und das sind die Ergebnisse, die das Geschäftsmodell des medizinisch-industriellen Komplexes stabilisieren. Und nicht etwa Erkenntnisse, die eine Therapiekultur unterstützen, welche die Gewinne der etablierten Player in diesem System gefährden könnte. Dabei ist diese Steuerung der Medizinkultur über Fachkongresse nur eine von vielen Manipulationstechniken der Industrie.

Eine staatliche Förderung ist hier unumgänglich. Und die DFG-Forschungsgruppe 1328 zeigt glücklicherweise, dass dies möglich ist. Die DFG verfügt aus Steuergeldern über einen Etat von 3,3 Milliarden Euro, mit dem sie im Jahr 2019 mehr als 31 000 Projekte unterstützt hat. Ich fände es angemessen, wenn die DFG für die Erforschung der Möglichkeiten der Suggestivmedizin ein Sonderprogramm auflegen würde.

Die Entwicklung der Medizin ist ein historischer Prozess. In der westlichen Kultur wird diese Entwicklung seit nahezu 200 Jahren durch das Paradigma der Maschine geprägt. Doch damit lassen sich ganz offensichtlich nicht alle Krankheiten erfolgreich behandeln. Denken Sie an chronische Schmerzen oder eben psychosomatische Störungen. Wir müssen daher den medizinischen Horizont weiten und Therapieformen wieder in Betracht ziehen, die über Jahrzehntausende den Umgang mit Krankheiten bestimmt haben und in indigenen Kulturen noch heute bestimmen. Die zeitlich und räumlich bespiellose Präsenz dieser schamanischen Heilkultur sowie die Ergebnisse zahlreicher wissenschaftlicher Studien, wie ich sie in diesem Buch vorgestellt habe, sollten Anlass genug sein, der Suggestion in unserem Medizinsystem wieder den ihr gebührenden Platz zuzuweisen. Und zwar offen und transparent in Forschung und Praxis, denn verdeckt war Suggestion schon immer ein fester Bestandteil dieser Kultur.

Auf Ihre Gesundheit – Frank Wittig

Dank

In den mehr als 30 Jahren, in denen ich als Wissenschaftsjournalist überwiegend zu medizinischen Themen arbeiten durfte, hatte ich immer wieder inspirierende Begegnungen mit Medizinerinnen und Medizinern, die mir halfen, über den Tellerrand des Mainstream-Gesundheitsbetriebs hinauszusehen und einen kritischen Blick auf das etablierte System zu werfen. Damit haben sie zur Entstehung dieses Buches beigetragen. Einigen möchte ich hier besonders danken.

So dem ehemaligen Leiter des Instituts für Qualität und Wirtschaftlichkeit im Gesundheitswesen (IQWiG), Professor Peter Sawicki, und seinem Nachfolger in diesem Amt, Professor Jürgen Windeler.

Professor Petra Thürmann, Mitglied im Sachverständigenrat zur Begutachtung der Entwicklung im Gesundheitswesen.

Erhellende Hinweise zu wirtschaftlichen Aspekten erhielt ich von den Gesundheitsökonomen Professor Reinhard Busse und Professor Franz Porzsolt.

Mehrere Male durfte ich den Herausgeber des pharmakritischen *Arznei-Telegramms*, Wolfgang Becker-Brüser, treffen.

Ebenso Professor Gerd Glaeske, der einen Lehrstuhl für Arzneimittelversorgungsforschung innehat.

Ihnen allen gebührt mein herzlicher Dank.

Quellenverzeichnis

1 Moseley, J. B., Wrap, N. P., O'Malley, K.: »Arthroscopic Surgery for Osteoarthritis of the Knee (letter)«. In *New England Journal of Medicine,* 2 (347), S. 1718–1719. (2002)

2 Schofield, P. M. et al.: »Transmyocardial laser revascularisation in patients with refractory angina: a randomised controlled trial«. In *Lancet,* 353, S. 519–524. (1999)

3 Nägele, H., Kalmar, P., Lübeck, M. et al.: »Transmyokardiale Laserrevaskularisation – Behandlungsoption der koronaren Herzerkrankung?«. In *Z Kardiol,* 86, S. 171–178. (1997) https://doi.org/10.1007/s003920050047

4 Bossa, A., Ecksteina, F. et al.: »Transmyokardiale Laserrevaskularisation: etabliertes Verfahren, Akupunktur am Herzen oder Plazebo-Effekt?«. In *Schweiz Med Forum,* Nr. 19, S. 504–515. (2001)

5 Zu dieser Einschätzung kommt auch ein Artikel in der *Ärztezeitung.* Siegmund-Schultze, N.: »Schein-Op: der Placebo-Effekt täuscht auch Chirurgen«. (2008). https://www.aerztezeitung.de/Medizin/Schein-Op-der-Placebo-Effekt-taeuscht-auch-Chirurgen-359256.html

6 Cobb, L. A., Thomas, G. I., Dillard D. H., Merendino K. A., Bruce R. A.: »An evaluation of internal-mammary-artery ligation by a double-blind technic«. In *New England Journal of Medicine,* 260 (22), S. 1115–1118. (1959)

7 Moerman, D.: *Meaning, Medicine and the »Placebo Effect«.* Cambridge Studies in medical Anthropology. (2002)

8 Jütte, R.: »The early history of the placebo«. In *Complementary Therapies in Medicine,* Band 21, Nr. 2, S. 94–97. (2013).

9 Kerr, C. I., Milne, I., Kaptchuk, T. J.: »William Cullen and a missing mind-body link in the early history of placebos«. In *Journal of the Royal Society of Medicin,* Volume: 101 issue: 2, S. 89–92. (2007).

10 Platon: *Politeia (Dialogorum de Republica) Der Staat.* Nach der Übersetzung der Bücher I–V von Wilhelm Siegmund Teuffel und der Bücher VI–X von Wilhelm Wiegand in: *Platon's Werke. Zehn Bücher vom Staate.* (1855)

11 Beecher, H. K.: »The Powerful Placebo«. In *Journal of the American Medical Association,* Band 159, Nr. 17, S. 1602. (1955)

12 Branthwaite, A., Cooper, P.: Analgesic effects of branding in treatment of headaches. *Br Med J* (Clin Res Ed), 282(6276), S. 1576-1578. (1981)

13 Moermann, D.: a. a.O., S. 19.

14 Moermann, D.: a. a. O., S. 49.

15 Endres, H. G. et al.: »German Acupuncture Trials (gerac) address problems of methodology associated with acupuncture studies«. In *Schmerz,* 19(3), S. 201-210. (2005)

16 Phillips, D. P., Ruth T. E., Wagner L. M.: »Psychology and survival«. In *Lancet*, 342(8880), S. 1142-1145. (1993)

17 Reeves, R. R. et al.: »Nocebo effects with antidepressant clinical drug trial placebos«. In *General Hospital Psychiatry*, Volume 29, Issue 3, *S. 275–277. (2007)*

18 Levine, J. D. et al.: »*The mechanisms of placebo analgesia*«. In *Lancet*, Band 2, S. 654–657. (1978)

19 Benedetti, F. et al.: »How Placebos Change the Patient‹s Brain«. In *Neuropsychopharmacology*, 36 (1), S. 339–354. (2010)

20 Libet, B.: »Unconscious cerebral initiative and the role of conscious will in voluntary action«. In *The Behavioral and Brain Sciences*, 8, S. 529–566. (1985)

21 Bauer, J.: *Selbststeuerung – die Wiederentdeckung des freien Willens*. Random House, S. 194–204. (2018)

22 http://www.schamanismus-akademie.com/Termine/Schamanen-Ausbildung-Frankfurt

23 https://www.cbs.mpg.de/24882520150708-01

24 O'Malley, C. D: *Andreas Vesalius of Brussels, 1514–1564*. University of California Press, Berkeley CA. (1965)

25 Buntz, H.: »Alchemie«. In Gerabek, W. E. et al. (Hrsg.*): Enzyklopädie Medizingeschichte*. De Gruyter, Berlin/New York, S. 30 f. (2005)

26 Webb, J.: *Die Flucht vor der Vernunft: Politik, Kultur und Okkultismus im 19. Jahrhundert*. Marix Verlag GmbH, Wiesbaden, S. 69–70. (2009)

27 Louw, A. et al.: »Sham Surgery in Orthopedics: A Systematic Review of the Literature«. In *Pain Medicine*, 18, S. 736–750. (2017)

28 Coppes, N. H. et al.: »Innervation of annulus fibrosis in low back pain«. In *Lancet*, 336, S. 189–190. (1990)

29 Buchbinder, R. et al.: »A randomized trial of vertebroplasty for painful osteoporotic vertebral fractures«. In *N Engl J Med*, 361, S. 557–68. (2009)

30 Kallmes, D. F. et al.: »A randomized trial of vertebroplasty for osteoporotic spinal fractures«. In *N Engl J Med*, 361, S. 569–79. (2009)

31 https://www.cochrane.org/de/CD006349/MUSKEL_vertebroplastie-zur-behandlung-von-wirbelkorperfrakturen-bedingt-durch-osteoporose

32 Moseley, J. B., Wrap N. P., O'Malley, K.: »Arthroscopic Surgery for Osteoarthritis of the Knee (letter)«. In *New England Journal of Medicine*, 2 (347), S. 1718-1719. (2002)

33 https://www.spiegel.de/gesundheit/diagnose/iqwig-zu-arthroskopie-kniegelenksspiegelung-ohne-belegbaren-nutzen-a-968985.html

34 https://www.destatis.de/DE/Themen/Gesellschaft-Umwelt/Gesundheit/Krankenhaeuser/Tabellen/drg-operationen-insgesamt.html

35 Kroslak, M.: *Surgical Treatment of Lateral Epicondylitis: A Prospective, Randomised, Blinded, Placebo Controlled Pilot Study*. University of New South Wales, Sydney (2012)

36 https://medexo.com/

37 https://www.spiegel.de/gesundheit/diagnose/unnoetige-rueckenoperationen-die-medizin-verfuehrt-die-patienten-a-850066.html

38 https://www.iqwig.de/de/startseite.2724.htm

39 https://www.gesundheitsinformation.de/

40 Miller, F. G.: »Sham surgery: an ethical analysis«. In *American Journal of Bioethics*, 3, S. 41–48. (2003)

41 Vawter, D., Gervais, K. G., Freeman, T. B.: »Does placebo surgery-controlled research call for new provisions to protect human research participants«. In *American Journal of Bioethics*, 3, S. 50–53. (2003)

42 Bretlau, P. et al.: »Placebo effect in surgery for Meniere's disease: nine-year follow-up«. In *Am J Otol.* 10(4), S. 259–261. (1989).

43 https://de.m.wikipedia.org/wiki/Stent

44 Zum Beispiel die Studien COURAGE (2007) und BAARI 2D (2008).

45 https://deutsch.medscape.com/artikelansicht/4908411

46 Jonas, W. B., Crawford, C., Colloca, L. et al.: »To what extent are surgery and invasive procedures effective beyond a placebo response? A systematic review with meta-analysis of randomised, sham controlled trials«. In *BMJ Open*, 5: (2015)

47 Patel, A., Kotecha, B.: »Minimally Invasive Radiofrequency Surgery in Sleep-Disordered Breathing«. In *Healthcare*, (Basel). 7(3): S. 97. (2019)

48 Swank, D. J.: »Laparoscopic Adhesiolysis in Patients with Chronical Abdominal Pain. A Blinded Randomised Controlled Multi-Center Trial«. In *Lancet*, 2;361, S. 1247-1251. (2003)

49 Mathus-Vliegen, E. M. H. et al: »Intragastric balloon for treatment-resistant obesity: safety, tolerance, and efficacy of 1-year balloon treatment followed by a 1-year balloon-free follow-up«. *Gastrointestinal Endoscopy*, 61, 1, S. 19–27. (2005)

50 Castro, M. et al: »Effectiveness and safety of bronchial thermoplasty in the treatment of severe asthma: a multicenter, randomized, double-blind, sham-controlled clinical trial«. In *Am J Respir Crit Care Med.*,181(2), S. 116-124. (2010)

51 Smith, R.: *The Trouble with Medical Journals.* (2006)

52 Fisher, J. P., Hassan D. T., O Connor N.: *BMJ.*; 310 : 70. (1995). Vergleiche auch: https://www.thebiomechanics.com.au/blog/what-is-pain

53 Zitiert nach: https://www.psychologytoday.com/intl/blog/pain-explained/201911/tale-two-nails

54 Choi, D. S. et al.: »Sudden amnesia resulting in pain relief: The relationship between memory and pain«. In *Pain*, 132, S. 206–210. (2007)

55 Kaptchuk, T. J., Friedlander, E. et al.: »Placebos without deception: a randomized controlled trial in irritable bowel syndrome«. In *PloS one*. Band 5, Nummer 12. (2010)

56 McRae, C. et al.: »Effects of Perceived Treatment on Quality of Life and Medical Outcomes in a Double-blind Placebo Surgery Trial«. In *Arch Gen Psychiatry*, 61(4), S. 412–420. (2004)

57 https://www.augsburger-allgemeine.de/bayern/Neurochirurgie-BKH-Guenzburg-id53554366.html?aid=53554171

58 Schedlowski, M. et al.: »Gelernte immunsuppressive Placebo-Reaktionen bei Nierentransplantationspatienten«. *Verfahren der Nationalen Akademie der Wissenschaften*, 115 (16) 4223-4227. (2018). In den Literaturangaben zu dieser Studie gibt es eine Fülle von Hinweisen auf weitere Studien zu diesem Thema: https://www.pnas.org/content/115/16/4223

59 Kirsch, I. et al.: »Initial severity and antidepressant benefits: a meta-analysis of data submitted to the Food and Drug Administration«. In *PLoS Med*, (2008): Oder auch als Online-Artikel für *Frontiers in Psychiatry*: https://www.frontiersin.org/articles/10.3389/fpsyt.2019.00407/full (2019)

60 Kirsch, I. et al.: *The Emperor's New Drugs: Exploding the Antidepressant Myth*. Random House. (2002)

61 Wittig, F.: *Die weiße Mafia*. riva Verlag, München. (2013)

62 Königschulte, W. et al.: »Effects of Serotonin Depletion and Dopamin Depletion on Bimodal Divided Attention«. In *World J. Biol Psychiatry*, 21 (3): S. 183–194. (2020)

63 Wangensteen, S. L.: »Gastric ›Freezing‹. An initial Clinical Study«. In *The American Journal of Medicine*, Volume 38, Issue 1, S. 31–41. (1965)

64 »Gastric Freezing«. In *British Medical Journal*, S. 1431. (1963) https://www.ncbi.nlm.nih.gov/pmc/articles/PMC2124109/pdf/brmedj02500-0027a.pdf

65 Artz, C. P. et al.: »Clinical Evaluation of Gastric Freezing for Peptic Ulcer«. In *Annals of Sugery*, 159(5): S. 758–764. (1964)

66 Myburg, J. A.: »Gastric Freezing«. In *S. A. Medical Journal*, S. 84 ff. (1965)

67 Ins Deutsche übersetzt nach McDonald, W. I.: »Physicians, subsequence and consequence«. In *Journal of Neurology, Neurosurgery, and Psychiatry*, Band 67, Nummer 3, S. 282–289. (1999)

68 Morovic, S., Zamboni, P.: »CCSVI is associated with multiple sclerosis«. In *Neurol, Res*, 34(8), S. 770-779. (2012)

69 Siddiqui, et al.: »Prospective randomized trial of venous angioplasty«. In *MS (PREMiSe)*, Neurology. pii: 10. S. 441-449 (2014)

70 Klopfer, B.: »Psychological Variables in Human Cancer«. In *Journal of Projective Techniques*, Vol. 21, No.4, S. 331–340. (1957)

71 Benson, H., McCallie, D. P.: »Angina pectoris and the placebo effect«. In *N Engl J Med*, 300(25):1424-9. (1979)

72 Moerman, D., a. a. O., S. 35 ff.

73 https://www.thieme.de/viamedici/arzt-im-beruf-aerztliches-handeln-1561/a/aerztliche-gespraechsfuehrung-27888.htm?p=all

74 Bär, T.: *Die spontane Gesprächszeit von Patienten zu Beginn des Arztgesprächs in der hausärztlichen Praxis*. Dissertationen Charité. (2009)

75 https://www.psychologie.uni-heidelberg.de/ae/diff/gender/pdf-files/Sieverding%20&%20

Kendel%20(2012)_BundesgesBlatt.pdf

76 Tefikow, S., et al.: »Efficacy of hypnosis in adults undergoing surgery or medical procedures: A meta-analysis of randomized controlled trials«. In *Clinical Psychology Review*, 33, S. 623–636. (2013)

77 https://www.cbs.mpg.de/248825/20150708-01

78 Hughs, J.: *The World‹s Greatest Hypnotists*. University Press of America, New York, S. 22–238 (1996).

79 Ghanta, V. et al.: »Influence of conditioned natural immunity on tumor growth«. In *Ann N Y Acad Sci 496*, 1 Neuroimmune I, S. 637–646. (1987)

80 Placeboforschung.de